현장중심교육과정 교수학습지침서

총의치기공-시적의치의 제작

집필진

유진호	마산대학교	양천승	동아보건대학교
권순석	경동대학교	이광영	원광보건대학교
김병식	수성대학교	이유미	동남보건대학교
김성민	진주보건대학교	이정수	신구대학교
김장주	광양보건대학교	이희경	대구보건대학교
김재홍	부산가톨릭대학교	정수하	충북보건과학대학교
박남규	제주관광대학교	정재관	대전보건대학교
박종경	김천대학교	정종현	광주보건대학교
신종우	신한대학교	최에스더	혜전대학교

도서출판 대학서림

이 책을 사용하기에 앞서

이 책을 가지고 가르치시는 교수님과 학습하는 학생들은 이 글을 꼭 읽고 시작하세요.

이 책은 **총의치기공의 이론과 실습을 가르치고 학습**할 수 있도록 구성된 **교수학습지침서**입니다.

이 책의 목표는 총의치기공의 핵심 작업을 임상의 요구에 맞춰 표준화된 작업요소에 따라 학습하여 총의치 제작과정을 수행할 수 있도록 하는 데 있습니다. 꼭 알아야 할 필요지식과 수행과정의 학습을 통해 총의치 제작에 관한 내용을 습득하여 임상에서 유용하게 사용할 수 있기를 바랍니다

이 교수학습지침서는 교수와 학생간 교류가 이루어지는 쌍방향 학습서입니다.

이 지침서를 가지고 학습하는 학생들에게

필요지식은 해당 단원의 핵심 용어의 설명과 학습에 필요한 이론을 정리해놓은 부분입니다.

수행내용은 필요지식에서 학습한 이론적 지식을 바탕으로 해당 과정을 수행하는 데 필요한 작업 요소와 유용한 기술 정보를 제공하고 있습니다. 제시된 사진과 그림을 함께 보면서 과정을 수행하거나 학습하면 더 쉽게 이해하고 효율적으로 학습내용을 습득할 수 있습니다.

교수님과 함께 하는 실습을 수행하고 난 후에는 반드시 실습 점검 항목을 점검해 보세요.

실습 점검 항목은 해당 분야의 직무분석을 그대로 적용한 표준 작업요소이므로 본인이 수행한 내용을 점검할 수 있는 중요한 기준이니 꼭 점검하고 넘어가세요.

실습일지는 여러분에게 **가장 중요한 부분**입니다. **학습한 내용**에는 필요지식을 정리하고, **수행한 내용**에는 여러분이 직접 실습한 수행과정을 간단히 정리해서 쓰세요. 제일 중요한 것은 **자가 평가와 자가 평가 관련 사진**을 첨부하는 것입니다. 이 부분의 작성을 통해 여러분이 수행한 내용이 머릿속에 뚜렷하게 각인될 것입니다.

이 지침서를 가지고 강의하시는 교수님들에게

필요지식과 **수행내용**에 대한 설명은 앞서 학생들에게 당부한 내용과 동일합니다. 해당 단원의 핵심 내용이므로 이론과 실기 강의시간에 반드시 다루셔야 하는 내용입니다. 학생들이 교재를 읽고 지침서의 이 부분을 학습했다면 이 분야의 기본지식을 충분히 습득했다고 할 수 있을 것입니다. 물론 국가시험 준비에도 부족함이 없습니다.

평가에 제시된 평가항목은 해당 단원을 학습하는데 꼭 필요한 수행준거를 기준으로 설정하였습니다. 실습 점검도 이 기준으로 이루어지면 될 것입니다. 목차 부분에 있는 학습모듈 개요에 첨부된 **평상시 실습 점검표**에도 이 수행준거에 따른 평가가 이루어지게 되어 있습니다.

실습 점검 항목과 **실습일지**를 학생이 작성하여 제출하면 교수님은 확인하시고 첨삭(**특별히 자가 평가에 대한 첨삭**) 등을 통한 피드백을 해주시면 좋습니다. 피드백을 한 경우와 하지 않은 경우 학생들의 성취도와 학습 몰입도는 차이가 매우 큽니다.

이 교수학습지침서의 올바른 활용은 교수님과 학생 여러분 모두를 총의치기공에 있어서 최고의 교수님과 학생의 길로 인도해 줄 것입니다.

2020년 3월

총의치기공 교수학습지침서 책임 저자 드림

차 례

총의치기공 학습모듈의 개요

총의치기공 학습모듈의 목표

총의치기공은 상하악 전체 혹은 상하악 중 어느 일악의 모든 치아가 상실되었을 경우 그 관련조직으로부터 유지 및 지지를 얻어 결손된 부분 및 기능을 복원시키는 총의치 보철물을 제작하는 능력이다. 본 학습모듈을 학습하여 개인트레이 제작, 작업모형 제작, 기초상 및 교합제 형성, 모형의 교합기 부착, 인공치 배열, 선택삭제, 의치상 조각, 납의치 온성, 마무리 및 연마, 인공치 및 의치상 수리, 의치의 개면 및 개상을 수행할 수 있다.

선수학습

총의치기공학, 기초 치과학(구강해부학, 치아형태학, 치과재료학, 교합학 등)

교육훈련 대상 및 이수시간

학습 (NCS 능력단위 요소)	학습내용	교육훈련대상 및 이수시간	
		3년제 대학	4년제 대학
1. 개인트레이 제작하기	1-1. 개인트레이 제작		
2. 작업모형 제작하기	2-1. 작업모형 제작		
3. 기초상 및 교합제 형성하기	3-1. 기초상 및 교합제 형성		
4. 교합기에 모형 부착하기	4-1. 교합기에 모형 부착		
5. 인공치 선택하고 배열하기	5-1. 인공치 선택 및 배열		
6. 선택삭제 시행하기	6-1. 선택삭제		
7. 의치상 조각하기	7-1. 의치상 조각		
8. 의치 온성하기	8-1. 납의치 매몰 8-2. 왁스 제거 및 분리제 도포 8-3. 레진 전입 8-4. 열중합의치상수지 중합 8-5. 함분리 및 매몰재 제거		
9. 레진상 의치를 마무리 및 연마하기	9-1. 레진상 의치 연마		
10. 인공치 및 의치상 수리하기	10-1. 인공치 및 의치상 수리		
11. 의치상 첨상 및 개상하기	11-1. 의치상 첨상 및 개상		

※ 교육훈련 대상 및 이수시간은 NCS능력단위 요소별 수준에 근거하며, 교육훈련 및 산업체 현장전문가의 의견을 수렴하여 참고로 제시함.

핵심용어

개인트레이, 작업모형, 기초상, 교합제, 교합기, 모형부착, 인공치 배열, 선택삭제, 의치상 조각, 시적의치, 납의치 온성, 납의치 매몰, 레진 전입, 중합, 연마, 인공치 수리, 의치상 수리, 첨상(개면), 개상

평상시 실습 점검항목 및 배점(50점) 견본(교수자용)

교과목: 총의치기공–시적의치의 제작

치기공과

구분		작업명		개인트레이 제작하기			작업모형 제작하기			기초상 및 교합제 형성			교합기에 부착			인공치선택 및 배열						선택삭제 시행하기			의치상 조각하기		
		수행준거		A-1	A-2	A-3	B-1	B-2	B-3	C-1	C-2	C-3	D-1	D-2	D-3	E-1	E-2				E-3	F-1	F-2	F-3	G-1	G-2	G-3
학번	성명	성별	배점	2	2	2	1	1	2	2	2	2	1	1	2	1	3	3	3	3	2	2	2	2	3	3	3

수행준거

A. 개인트레이 제작하기

1. 개인트레이 외형선 설정기준에 따라 지지조직과 변연조직을 고려하여 트레이 외형선을 그릴 수 있다.
2. 첨와 및 완충지역을 인지하고 블록아웃 및 완충재료를 사용하여 모형에 블록아웃 및 릴리프를 시행할 수 있다.
3. 제작재료의 지시서에 따라 재료를 조작하여 개인트레이를 형성하고 완성할 수 있다.

B. 작업모형 제작하기

1. 인상체 소독지침 및 처리방법에 따라 인상체를 소독하고 타액 및 이물질 등을 세척하여 모형재 주입을 위한 전처리를 할 수 있다.
2. 모형재 사용설명서에 따라 혼수비와 진공혼합기사용방법을 준수하여 모형재를 혼합하고 주입할 수 있다.
3. 모형제작방법에 따라 변연부 및 중요한 해부학적부위가 재현된 모형을 제작하여 완성할 수 있다.

C. 기초상 및 교합제 형성하기

1. 총의치 외형선 설정기준에 따라 지지조직과 변연조직을 고려하여 총의치 외형선을 설정할 수 있다.
2. 기초상 제작기준과 설정된 외형선에 따라 자가중합수지를 사용하여 자가중합수지 기초상을 형성할 수 있다.
3. 교합제 제작기준에 따라 베이스플레이트 왁스를 성형한 후 교합평면판과 나이프 등을 사용하여 폭과 높이, 길이를 조절하여 교합제를 형성할 수 있다.

D. 기록상이 장착된 모형을 교합기에 부착하기

1. 교합기 설명서에 따라 교합기의 구성요소를 조절하고 교정하여 모형부착을 위한 교합기를 준비할 수 있다.
2. 치과로부터 송달된 기록상(record base)의 이상유무를 확인하고 모형의 저면에 인텍스를 형성한 후 상하악 모형에 장착하여 고정할 수 있다.
3. 교합기 부착방법에 따라 모형을 위치시키고 석고제품을 사용하여 기록상이 장착된 모형을 교합기에 부착시킬 수 있다.

E. 인공치를 선택하고 배열하기

1. 교합제에 표시된 참고선에 따라 모형의 해부학적 기준점을 고려하여 인공치의 크기와 형태를 선택할 수 있다.
2. 상악법 또는 하악법에 따라 인공치 배열원칙(교합평면과의 관계, 근원심경사, 순설경사, 치열궁 만곡)을 고려하여 인공치를 배열할 수 있다(상악전치부 배열, 하악전치부 배열, 상악구치부 배열, 하악구치부 배열 점검 각 3점).
3. 양측성 균형교합 형성방법에 따라 중심교합을 형성하고 균형교합을 이루도록 인공치를 배열할 수 있다.

F. 선택삭제 시행하기

1. 선택삭제의 원칙에 따라 중심교합의 선택삭제를 할 수 있다.
2. 선택삭제의 원칙에 따라 측방교합의 선택삭제를 할 수 있다.
3. 선택삭제의 원칙에 따라 전방교합의 선택삭제를 할 수 있다.

G. 의치상 조각하기

1. 자연치은의 특성을 알고 치근융기의 크기와 형태, 의치상 상익부의 형태를 묘사하여 조각할 수 있다.
2. 의치상 조각 기준에 따라 구개부의 두께, 치은연의 위치와 두께 및 각도를 설정하여 생리적인 형태를 형성할 수 있다.
3. 자연특성묘사를 통해 자연치열에 가깝게 의치상을 조각하고 납의치를 청결하고 활택하게 마무리할 수 있다.

※ 나머지 평가항목 배점(50점)

1. 중간고사(자료제시형) 10점
2. 기말고사(실습일지 평가 10점, 실기시험 10점–상악전치부 인공치배열 및 치은형성) 20점
3. 출석 20점 평가 예정

기초학습 - 1. 총의치의 제작순서

1. 총의치의 제작순서

단계	치료실 과정	기공실과정
1	진단 및 치료계획 수립 X-선 검사 병력검사 예비(1차)인상 채득	
		예비(일차, 기초)모형제작 개인 트레이 제작
2	최종(2차, 기능)인상 채득	
		주(작업)모형 제작 기초상 및 교합제(record base) 제작
3	악골(교합)관계 기록 구개후연 폐쇄부위 결정	
		모형의 교합기 부착 및 조절 인공치 선택 및 인공치 배열 의치상 조각
4	납의치 시적 및 점검	
		의치상 조각(최종 치은형성) 매몰, 수지 중합, 교합기 재장착 선택삭제, 연마
5	의치의 시적 구강 내 조정(수정) 환자교육 경과관찰	

2. 치과기공물 제작의뢰서

기초학습-2. 총의치 인상 및 예비모형 제작

인상(impression)-구강 내 치아나 조직의 형태를 재현한 음형. 따라서 인상채득의 목적은 올바른 보철물을 제작하기 위해 구강 내의 형태를 그대로 재현할 수 있는 모형을 만들기 위함

1. 인상재

1) 인상재의 요구조건-총의치 제작을 위한 인상재의 최소 요구조건

(1) 체적의 안정성

(2) 구강 안에서 무해

(3) 환자에게 불쾌감을 주지 않을 것

(4) 사용이 간편하고

(5) 인상면이 정확

2) 인상재의 분류

경화 반응 및 탄력성 유무(용도)	rigid or inelastic 무치악 인상 채득에 사용	elastic 유 · 무치악 인상 채득에 사용
set by chemical reaction (비가역적 irreversible)	Plaster Zinc Oxide-Eugenol impression Paste(ZOEP)	Alginate Hydrocolloid Non-Aqueous elastomers Polysulfide Polyether Silicone(polysiloxane, vinyl polysiloxane)
set by temperature change (가역적 reversible)	Wax Impression Compound	Agar Hydrocolloid

2. 인상의 분류

1) 인상채득방법에 의한 분류

(1) 해부학적 인상(anatomical impression)

(2) 기능적 인상(functional impression)

① (선택적)가압인상(selective pressure impression)

② 교합압 인상(bite pressure impression)

③ 동적인상(dynamic impression)

2) 목적 또는 의치제작 순서에 의한 분류

(1) 예비인상(preliminary impression)-연구 혹은 진단용 모형을 제작하거나 인상용 개인 트레이를 제작하기 위하여 채득하는 인상

syn) snap impression, primary impression, diagnostic impression

(2) 최종인상(final impression) – 보철물을 제작할 작업용 모형을 얻을 목적으로 채득하는 인상

syn) secondary impression, functional impression

3) 트레이(tray)

(1) 트레이의 정의

(2) tray의 구조 – 본체(body)와 손잡이(handle)로 구성

(3) tray의 종류

① 기성 트레이(stock tray)

② 개인 트레이(individual tray) 또는 맞춤 트레이(custom tray)

3. 예비인상체와 예비모형

1) 예비모형의 요구사항(교재 참조)

2) 예비모형의 제작방법

(1) 1단계 제작법(one–step method)

(2) 2단계 제작법(two–step method)

(3) 직립법(up–right method)

3) 문제와 해결방법(교재 참조)

학습 1	**개인트레이 제작하기** (06111206_14v1.1)
학습 2	작업모형 제작하기(06111206_14v1.2)
학습 3	기초상 및 교합제 형성(06111206_14v1.3)
학습 4	교합기에 모형 부착하기(06111206_14v1.4)
학습 5	인공치 선택하고 배열하기(06111206_14v1.5)
학습 6	선택삭제 시행하기(06111206_14v1.6)
학습 7	의치상 조각하기(06111206_14v1.7)
학습 8	의치 온성하기 (06111206_14v1.8) (06111206_14v1.9) (06111206_14v1.10) (06111206_14v1.11) (06111206_14v1.12)
학습 9	레진상 의치를 마무리 및 연마하기(06111206_14v1.13)
학습 10	인공치 및 의치상 수리하기(06111206_14v1.14)
학습 11	의치상 첨상 및 개상하기(06111206_14v1.15)

1-1. 개인트레이 제작

학습목표	• 이 학습을 마친 학습자는 총의치 제작을 위한 최종인상의 채득을 위해 트레이 레진를 이용하여 개인 인상용 트레이를 제작할 수 있다. • 이 학습을 마친 학습자는 총의치 제작을 위한 개인트레이를 제작할 수 있으며, 이에 대해 의뢰인과 대화하고 설명할 수 있다.

필요지식

개인(맞춤) 트레이(individual tray or custom tray)–총의치가 장착될 조직면에 대해 보다 정확하고 세밀한 인상을 채득하기 위해 환자 개개인에 맞도록 제작된 인상 트레이

1. 요구조건

1) 견고하되 너무 두껍지 않아야 한다.

2) 변형이 없어야 한다.

3) 제작이 간편하고 경제적이어야 한다.

4) 예리한 부분이 없이 매끄러워야 한다.

5) 인상재의 색과 대조를 이루어야 한다.

6) 손잡이는 방해가 되지 않도록 적절한 형태와 크기를 가져야 한다.

7) 인상재가 들어갈 적절한(균일한) 공간이 있어야 한다.

8) 인상재의 유지장치 부여

9) 변연부를 2~3mm 짧게 형성하여 기능인상채득에 방해가 되지 않도록 형성

2. 재료

1) 상온중합수지(자가중합수지) – tray resin
2) 열중합수지
3) shellac base plate
4) vacuum forming materials(진공성형 열가소성 수지)
5) tray compound
6) composite resin

3. 외형선 설정

1) tray 외측외형선 – 가능한 한 완성된 총의치의 외형과 가깝게 한다.
   (1) 상악 tray 외측 외형선 – 가동부(소대)를 피하고 hamular notch를 돌아 진동선을 후방경계로 한다.
   (2) 하악 tray 외측 외형선 – 가동부(소대)를 피하고 변연부를 따라가다 buccal shelf 부위와 retromolar pad부위, retromylohyoid fossa 부위를 포함하고 설측 변연부를 지나간다.
2) tray 외형선 – 변연폐쇄를 목적으로 하는 근압형성(변연부 형성, border molding)을 하여야 하므로 외측외형선보다 2–3mm 짧게 형성
   단 상하악 모두 후방경계부위는 외측 외형선과 일치시킨다.

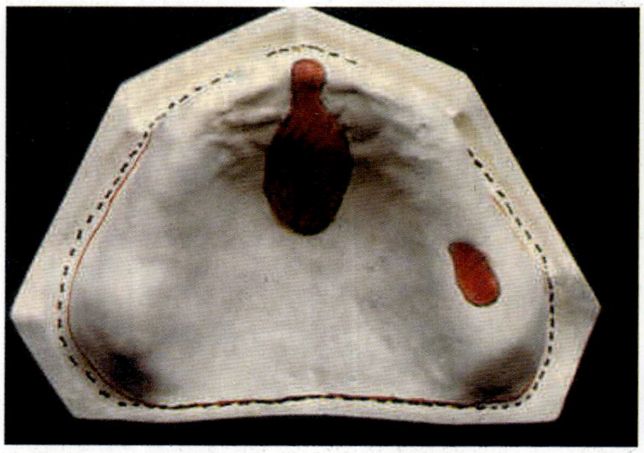

[그림 1-1] 외형선의 설정 및 relief(상악)
출처: 총의치기공학연구회(2015).총의치기공학, 3판, p.188.

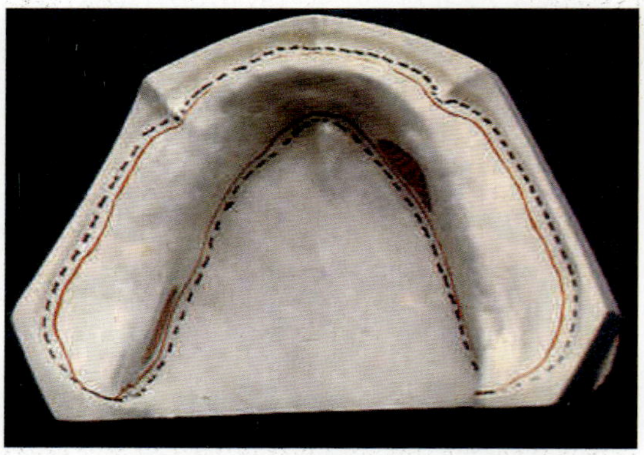

[그림 1-2] 외형선의 설정 및 blockout(하악)

4. 모형의 수정 및 spacer

1) relief 및 blocking-out

튀어나온 부위(골융기, 구개주름, flabby tissue)등은 tray에 의해 과도한 압박을 받을 우려가 있으므로 완충(relief)이 필요하며, undercut 부위는 blocking out이 필요하다.

2) 제작 방법의 변경–spacer의 형성

최종 인상을 채득할 개인트레이 안에 인상재를 위한 공간이 제공되는 것을 선호하는 치과의사의 요구에 따라 자가중합수지나 트레이 레진으로 트레이를 제작할 경우 제작 방법이 변경될 수 있다.

최종인상 시 점막면에 균일한 압박이 가해지도록 하고 인상재의 일률적인 두께를 확보하기 위해 tray 내면에 spacer를 부여하기도 한다.

(1) 두께–인상재 종류와 유동성, 인상방법 등에 따라 달라져야 하나 보통 base plate wax 1~2장 두께 사용

(2) spacer의 외형선

tray 외형선보다 2–3mm 짧게 하거나 tray 외형선과 일치시키는 방법이 사용

(3) tissue stop을 위한 처리

① tissue stop의 형성 목적

가. tray를 점막면에 정확한 위치로 유도

나. 과도한 압박이 가해지는 것을 방지(인상재가 들어갈 공간 부여)

② tissue stop의 형성 위치 및 방법

가. tray 내면에 tissue stopper를 형성

나. spacer를 일정한 크기와 형태로 제거해낸다.

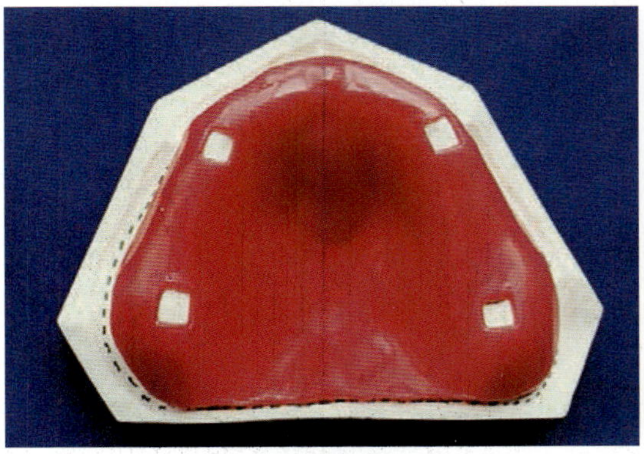

[그림 1–3] wax spacer의 형성(상악)–tissue stop 형성 후

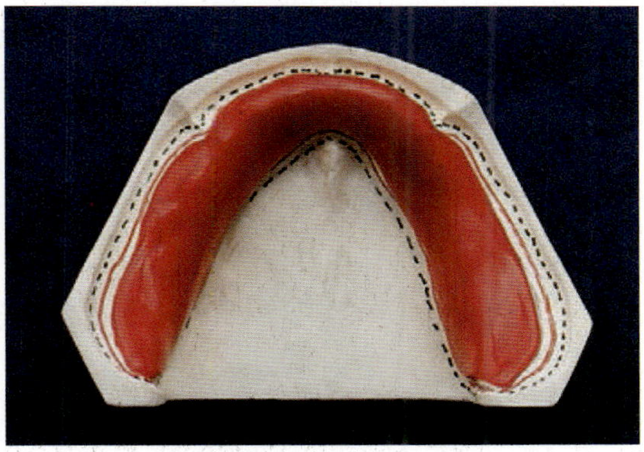

[그림 1–4] wax spacer의 형성(하악)–tissue stop 형성 전

수행내용 개인트레이 제작하기

• 재료 · 자료

트레이 레진, 베이스 플레이트 왁스, 레진 분리제, 바셀린, 표시용 연필, 퍼미스, 마스크, 비닐장갑, 래그 휠, 칼조각도, 덴춰 버, 라운드 버, 측정컵,

• 기기 · 장비

치기공 워크스테이션, 레진 모노머/폴리머 용기, 압력중합기, 다이크로 모터, 치과용 레이스

• 안전 · 유의사항

① 치과의사의 의뢰서에 따라 적합한 재료를 선택한다.
② 고속회전장비를 사용할 때 일정한 거리를 유지하고 주의하여 사용한다.
③ 치과용 레진(PMMA) 사용 시 고무장갑을 사용하고 배기시설을 작동시킨다.
④ 보철물의 다듬질 및 연마 시 마스크와 안전장비 및 피복을 착용하고 배기시설을 작동시킨 상태에서 작업한다.
⑤ 치과용 레이스와 퍼미스 사용 시 감염관리를 위해 소독제 사용을 준수한다.

• 수행 순서

임상에서 개인트레이 제작 시 트레이 제작용 자가중합수지(일명 트레이 레진)를 사용하는 빈도가 가장 높다. 따라서 여기에서는 트레이 레진을 사용하여 제작하는 방법을 제시하였다.

1) 자가중합수지(트레이 레진)를 이용해서 개인트레이를 제작하는 방법

o sprinkle−on method(salt & pepper technique)
o finger adapted−on method−주로 사용

(1) 기공과정

① indelible pencil을 이용하여 외형선 표시
② wax로 relief 및 blocking−out
③ wax를 이용하여 spacer 형성하고 tissue stop 부위 형성−방법의 변경
④ 레진 분리제 도포
⑤ 제조회사의 지시에 따라 수지 혼합
⑥ 병상의 수지를 tray 판상으로 성형
⑦ 모형에 적합 후 성형하고 과도한 여분을 잘라낸다.
⑧ 여분의 수지로 손잡이 형성
⑨ 중합
⑩ 모형으로부터 분리하고 spacer를 제거한 후, 외형선을 넘은 부위를 연마기구 이용하여 다듬질
⑪ 인상재 종류에 따라 유지공 형성
⑫ finishing
⑬ 모형에 재적합하고 점검

2) vacuum forming materials(진공성형 열가소성 수지)를 이용한 진공성형법

3) shellac base plate 이용하는 방법

4) composite resin 이용하는 방법

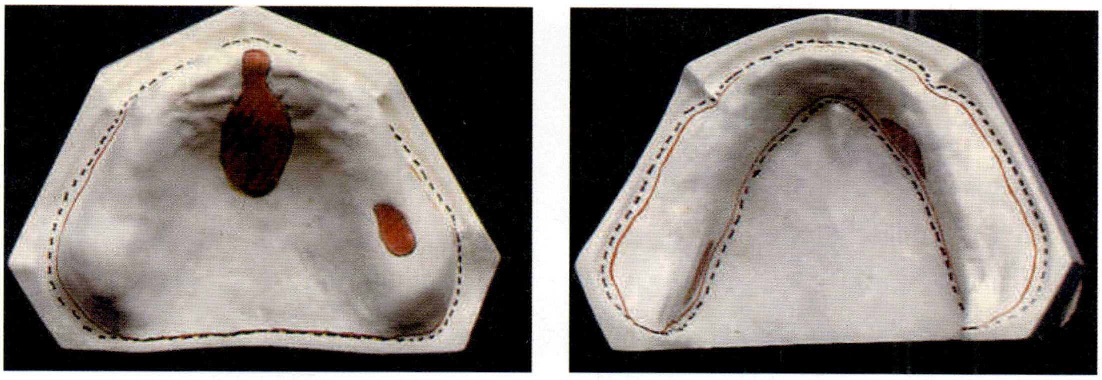

[그림 1–5] 총의치의 외형선과 개인트레이 외형선의 설정(A: 상악, B:하악)

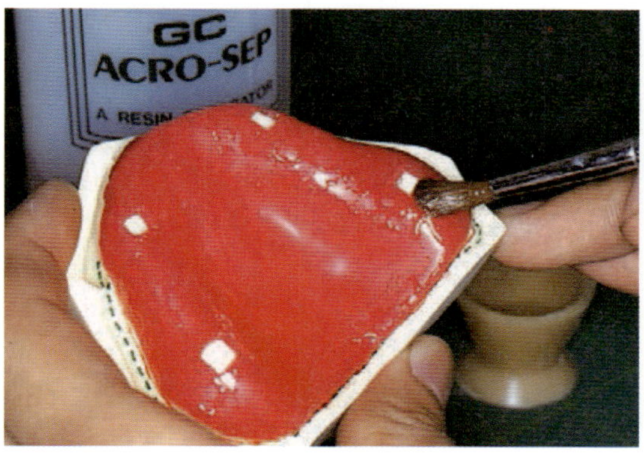

[그림 1–6] 레진분리제의 도포

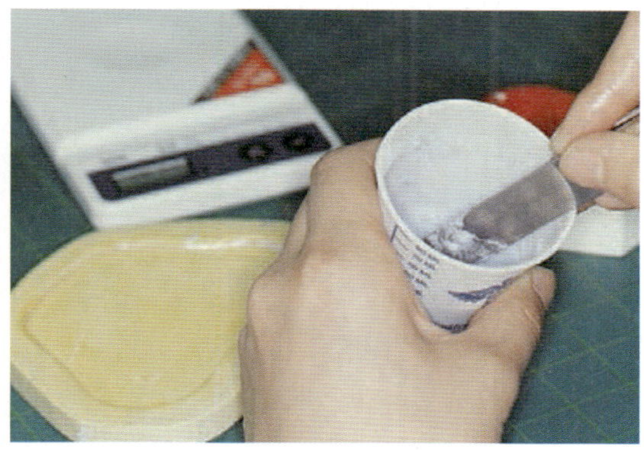

[그림 1–7] 트레이레진의 혼합

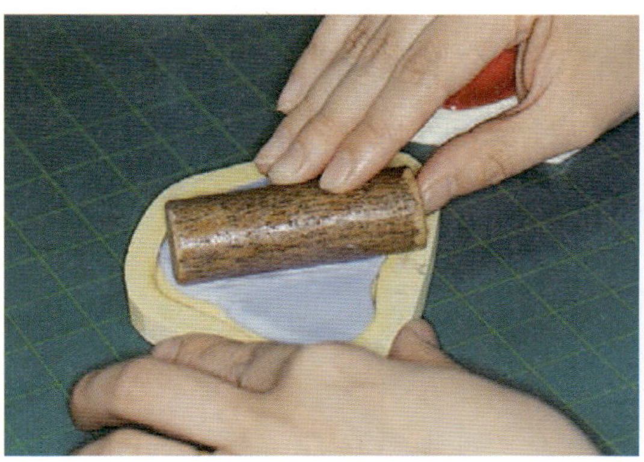

[그림 1–8] 병상(dough stage)의 트레이레진 판상으로 성형

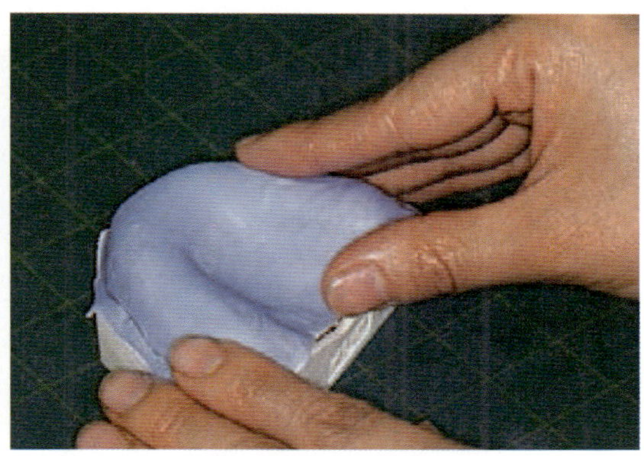

[그림 1–9] 모형에 판상의 트레이레진을 적합

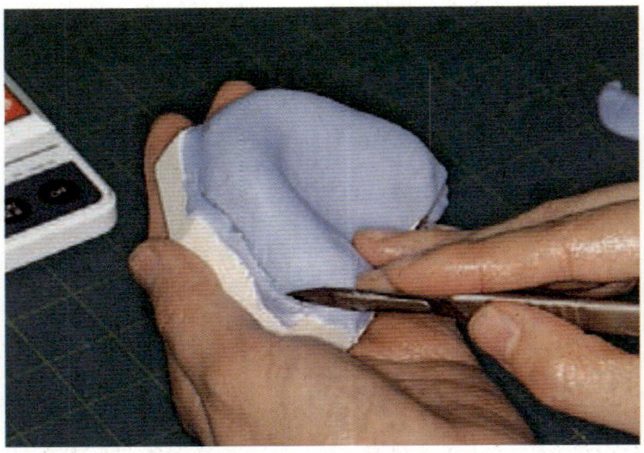

[그림 1-10] 여분의 트레이레진을 제거

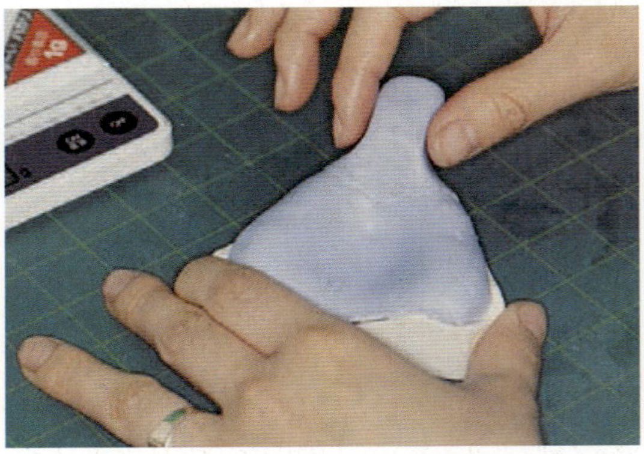

[그림 1-11] 손잡이의 형성

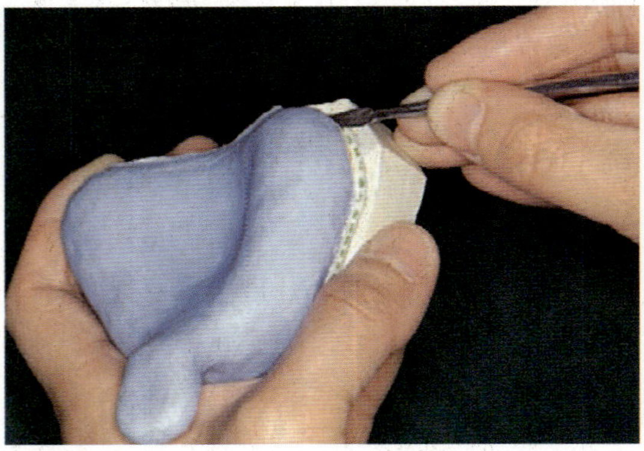

[그림 1-12] 중합된 트레이를 분리

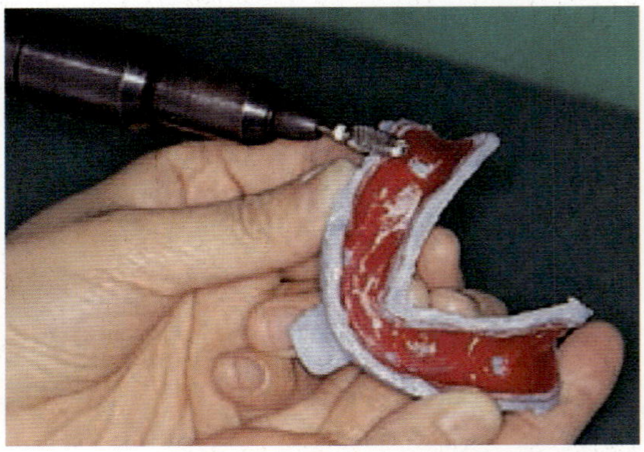

[그림 1-13] 트레이 외형선에 맞춰 trimming

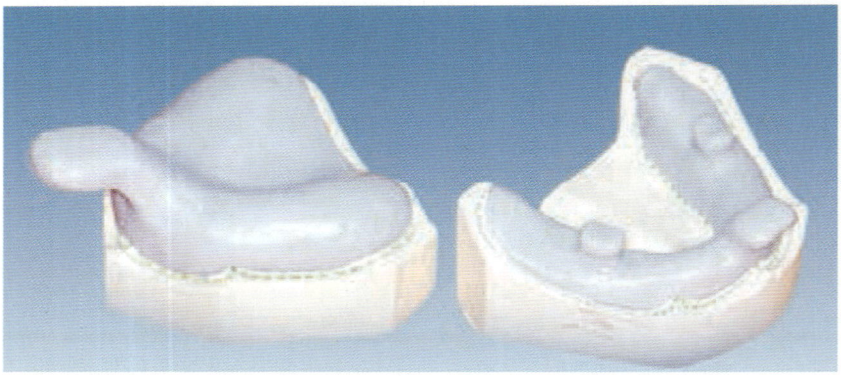

[그림 1-14] 완성된 개인트레이(상악 및 하악 측면상)

학습1 교수 · 학습 방법

교수방법

- 총의치 제작을 위한 개인트레이에 관한 관계 지식을 학습하였는지를 확인하고 수업을 진행한다.
- 의뢰서에 따라 재료를 선택하고 제작하는데 필요한 지침과 주의사항을 이해하기 쉽도록 설명하며 시연(demonstration)한다.
- 실습과정이 원활히 진행되고 모든 학생이 제작과정을 잘 수행할 수 있도록 조력자의 역할을 수행한다.
- 제작 후 학생과의 일대일 대면 점검을 통해 실습물을 점검하고 수정 또는 재제작토록 피드백하여 제작과정에 대한 명확한 이해를 돕는다.

학습방법

- 개인트레이를 제작하는 목적과 관계지식을 학습해야 한다.
- 재료, 기구 및 장비 사용에 대한 지침을 확인하고 안전 및 유의사항을 확인한다.
- 단계별 수행 내용을 파악하고 수행 순서에 따라 실습에 참여하도록 한다.

학습 1 평가

평가준거

- 평가자는 학습자가 수행 준거 및 평가항목에 제시되어 있는 내용을 성공적으로 수행했는지를 평가해야 한다.
- 평가자는 다음 사항을 평가해야 한다.

학습내용	평가항목	성취수준		
		상	중	하
1. 개인트레이 제작	– 개인트레이 외형선 설정기준에 따라 지지조직과 변연조직을 고려하여 트레이 외형선을 설정			
	– 첨와 및 완충지역을 인지하고 블록아웃 및 완충재료를 사용하여 모형에 블록아웃 및 릴리프를 시행			
	– 제작재료의 지시서에 따라 재료를 조작하여 개인트레이를 형성하고 완성			

평가방법

- 필기시험(총의치기공학 이론)

학습내용	평가내용	성취수준
1. 개인트레이 제작	– 개인트레이 외형선 설정기준에 따라 지지조직과 변연조직을 고려하여 트레이 외형선을 설정	1. 자율평가 2. 필기시험에 평가내용에 대한 문항을 출제하여 평가한다.
	– 첨와 및 완충지역을 인지하고 블록아웃 및 완충재료를 사용하여 모형에 블록아웃 및 릴리프를 시행	
	– 제작재료의 지시서에 따라 재료를 조작하여 개인트레이를 형성하고 완성	

- 체크리스트를 통한 평가

학습내용	평가내용	성취수준		
		상	중	하
1. 개인트레이 제작	– 개인트레이 외형선 설정기준에 따라 지지조직과 변연조직을 고려하여 트레이 외형선을 설정할 수 있다.			
	– 첨와 및 완충지역을 인지하고 블록아웃 및 완충재료를 사용하여 모형에 블록아웃 및 릴리프를 시행할 수 있다.			
	– 제작재료의 지시서에 따라 재료를 조작하여 개인트레이를 형성하고 완성할 수 있다.			

피드백

1. 필기시험–총의치기공학 이론
- 중간고사 및 기말고사의 종합 평가 결과 성취도가 60% 미만인 학생들을 대상으로 추가적으로 재시험 및 보고서 제출기회를 부여한다.

2. 체크리스트 평가
- 수행결과가 10점 만점에 6점 미만인 학생들에게는 수정 및 재제작 후 평가한다.

개인트레이 제작 실습 점검 항목(학습자용)

	평가항목	예	아니오	해당 없음
(1)	예비모형에 indelible pencil을 이용하여 외형선을 표시하였는가?			
(2)	모형의 결함부나 undercut을 wax로 relief하거나 blocking-out하였는가?			
(3)	wax를 이용하여 spacer를 형성하고 tissue stop 부위를 형성하였는가?			
(4)	모형의 작업 부위에 레진 분리제를 도포하였는가?			
(5)	제조회사의 지시에 따라 트레이 레진을 혼합하였는가?			
(6)	병상의 수지를 트레이 외형선에 따라 성형하였는가?			
(7)	손잡이를 지침에 따라 적절하게 형성하였는가?			
(8)	성형 후 pressure pot에 넣어 중합하였는가?			
(9)	중합 후 모형으로부터 분리하고 spacer를 제거하였는가?			
(10)	외형선에 맞춰 두께와 형태를 연마기구로 다듬었는가?			
(11)	사용할 인상재의 종류에 따라 유지공을 형성하였는가?			
(12)	트레이의 외면을 연마기구를 사용하여 마무리하였는가?			
(13)	트레이를 모형에 재적합하고 점검하였는가?			
총평	성취수준	달성정도		
	4. 감독을 받지 않고 혼자서 문제를 해결하면서 이 기술을 수행할 수 있다.			
	3. 다른 사람의 도움이나 감독을 받지 않고 만족하게 할 수 있다.			
	2. 약간의 도움이나 감독을 받으면서 만족할만큼 할 수 있다.			
	1. 상당한 도움이나 감독을 받으며 일부만 만족하게 할 수 있다.			

평가자(학생) 서명: ______________________ 평가날짜: ________________

확인자(교수) 서명: ______________________ 평가날짜: ________________

성취수준: 위 모든 항목에 대해 '예'나 '해당 없음'에 표시되어야 합니다. 만약 '아니오'에 표시되었다면 해당 교과목의 교수와 상의하여 어떤 부분이 약한지를 확인하고, 어떤 추가 활동이 필요한지 지도를 받기 바랍니다.

실습 일지(개인트레이 제작하기)

<table>
<tr><td>교과목명</td><td></td><td>작성일자</td><td colspan="3">년 월 일</td></tr>
<tr><td>담당교수</td><td></td><td>학번</td><td></td><td>성명</td><td></td></tr>
<tr><td rowspan="2">실습
내용</td><td>학습한
내용
(주요내용)</td><td colspan="4">이 단원을 학습하면서 알게 된 주요 내용을 작성해 보세요.</td></tr>
<tr><td>수행한
내용
(주요내용)</td><td colspan="4">이 단원 실습에서 본인이 직접 수행한 내용을 작성해 보세요.</td></tr>
</table>

실습 일지(개인트레이 제작하기)

<table>
<tr><td colspan="2">수행 내용 관련 사진</td></tr>
<tr><td>본인이 수행한 작업 관련
사진을 붙이세요.</td><td>본인이 수행한 작업 관련
사진을 붙이세요.</td></tr>
<tr><td>자가 평가</td><td>본인이 수행한 작업 중 어떤 부분이 잘되었는지 또는 어떤 부분이 안되었는지 그 이유를 생각해서 작성해 보세요.</td></tr>
<tr><td colspan="2">자가 평가 관련 사진</td></tr>
<tr><td>본인이 수행한 작업 중 피드백이
필요한 부분을 촬영한
사진을 붙이세요.</td><td>본인이 수행한 작업 중 피드백이
필요한 부분을 촬영한
사진을 붙이세요.</td></tr>
</table>

학습 1	개인트레이 제작하기(06111206_14v1.1)
학습 2	**작업모형 제작하기** (06111206_14v1.2)
학습 3	기초상 및 교합제 형성(06111206_14v1.3)
학습 4	교합기에 모형 부착하기(06111206_14v1.4)
학습 5	인공치 선택하고 배열하기(06111206_14v1.5)
학습 6	선택삭제 시행하기(06111206_14v1.6)
학습 7	의치상 조각하기(06111206_14v1.7)
학습 8	의치 온성하기 (06111206_14v1.8) (06111206_14v1.9) (06111206_14v1.10) (06111206_14v1.11) (06111206_14v1.12)
학습 9	레진상 의치를 마무리 및 연마하기(06111206_14v1.13)
학습 10	인공치 및 의치상 수리하기(06111206_14v1.14)
학습 11	의치상 첨상 및 개상하기(06111206_14v1.15)

2-1. 작업모형 제작

학습목표	• 이 학습을 마친 학습자는 총의치 제작을 위한 작업모형(주모형)을 제작할 수 있다. • 이 학습을 마친 학습자는 총의치 제작을 위한 작업모형(주모형)을 제작할 수 있으며, 이에 대해 의뢰인과 대화하고 설명할 수 있다.

필요지식

주모형 또는 작업모형(master cast or working cast) – 치과진료실 내에서 채득된 인상체 안으로 석고재료의 주입에 의한 상하악 경조직과 연조직 형태의 양형 복제물의 제작. 이것은 인상체 표면의 처리, 주형 안으로 모형재 붓기, 기저부의 형성, 적절한 크기로 모형을 형성하고 다듬는 과정들을 포함한다

1. 요구조건

1) 표면이 치밀하고 활택하며 충분한 강도를 지녀야 한다.
2) 변형이 없어야 한다.
3) 의치상 재료와 물리 · 화학적 반응이 없어야 한다.
4) 모든 해부학적 부위가 재현되어야 한다.
5) 조작이 간단하고 적절한 경화 · 작업시간을 가져야 한다.

따라서 이러한 요구조건을 반영할 수 있도록 stone 혹은 improved stone을 이용하여 제작

2. 인상체의 검사 및 수정

치과의사에 의해 환자의 구강 안에서 최종인상이 채득되면, 이 인상체로부터 총의치 제작의 기반이 되는 작업모형(주모형)이 얻어진다. 최종인상은 주로 폴리설파이드(polysulfide)나 실리콘(silicone) 고무인상재, ZOE Paste 등이 사용된다. 치과의사가 인상을 채득한 후부터 작업모형이 제작될 때까지 인상체가 충격을 받거나 변형되지 않도록 최대한 주의를 기울여야 한다. 만약 결손부위가 있다면 인상을 채득한 치과의사와 상의하고 이상이 없다면 인상체를 소독제로 처리하고 내면을 흐르는 수돗물에 세척한 후 말끔히 물기를 털어낸다. 이들 인상체는 가능한 빠른 시간안에 모형재를 부어 모형을 제작하도록 한다.

3. 인상체의 beading 및 boxing

1) 목적 및 정의

모형의 기저부를 원하는 크기와 형태로 형성하고 인상체의 중요한 해부학적 부위를 보존하기 위해 통상 왁스 등으로 인상체의 주위에 수직벽을 둘러 싸는 조작

2) boxing의 장점 및 단점

장점	단점
① 변연부의 두께 및 연장부위 보호 ② 모형기저부의 형태 및 두께 조절 ③ 모형기저면에 remounting plate의 설치 용이 ④ 경석고 혼합물의 누출방지 ⑤ 보다 치밀한 모형의 제작이 가능	① 조작시간이 많이 걸린다. ② 수성인상재는 boxing 작업이 불가능

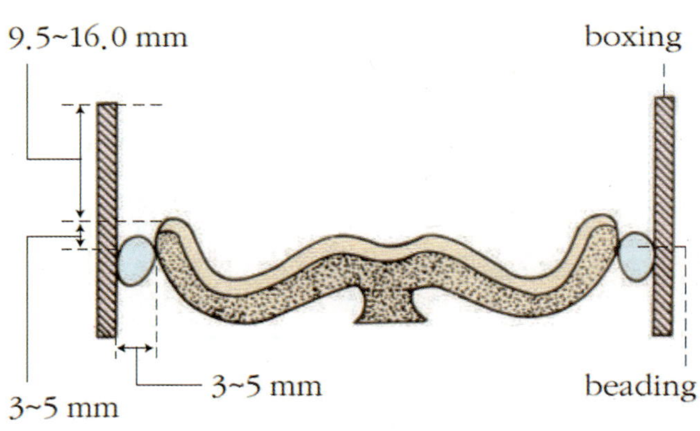

[그림 2-1] 비딩과 박싱이 끝난 인상체의 단면-상악

수행내용 작업모형(주모형) 제작하기

• 재료 · 자료

유틸리티 왁스, 베이스플레이트 왁스 또는 박싱 왁스, 치과용 경석고, 스파튤라, 러버 보울, 마스크, 비닐 장갑, 측정 용기

• 기기 · 장비

전자저울, 진공혼합기(vacuum mixer), 진동기(vibrator), 트리더(trimmer)

• 안전 · 유의사항

① 인상체 취급 시 감염관리 기준에 따른 소독제 사용을 준수한다.
② 치과용 경석고 사용 시 고무장갑을 사용하고 마스크를 착용한다.
③ 모형의 다듬질 시 마스크와 작업복을 착용한 상태에서 작업한다.
④ 고속회전장비를 사용할 때 일정한 거리를 유지하고 주의하여 사용한다.

• 수행 순서

요즘 임상에서 총의치 제작을 위한 최종 인상에 가장 많이 사용하는 인상재는 실리콘 고무인상재다. 앞서 제시한 박싱(boxing)은 주로 ZOE Paste를 최종인상재로 사용할 경우 적절한 방법이라고 할 수 있다. 왜냐하면 비딩왁스가 고무인상재에는 잘 부착되지 않으므로 작업 중에 비딩과 박싱한 왁스가 인상체로부터 쉽게 떨어질 수 있기 때문이다. 하지만 인상체의 중요한 해부학적 부위인 변연부를 정확하게 재현하고 원하는 크기와 형태로 모형을 제작하는 가장 좋은 방법이라고 할 수 있다. 따라서 여기에서는 비딩과 박싱에 의해 작업모형을 제작하는 방법을 제시하고 그 외에 빈번하게 사용되는 이단계법의 제작과정도 제시하였다.

1) beading과 boxing에 의한 방법

(1) 인상체의 변연부 외측을 따라 변연부로부터 3–5mm 하방에 변연과 평행하도록 유틸리티 왁스 띠를 조심스럽게 부착한다. 이 때 유틸리티 왁스의 부착은 변연부의 반대쪽을 뜨거운 스파튤라 조각도를 이용하여 부착한다. – 비딩(beading)

(2) 비딩된 부분에 박싱 왁스(또는 베이스 플레이트 왁스)로 조심스럽게 감싸 측벽을 형성한 후 접합부위를 sealing한다. 이 때 인상체의 치조제 부위가 수평면과 평행을 이루도록 한 후 기저부의 높이를 설정해주는데 인상체의 최상부로부터 13mm 높게 높이가 형성되도록 측벽을 형성한다. – 박싱(boxing)

(3) 하악 인상체의 경우 비딩과 박싱은 동일한 방법으로 한다. 다만 최종인상체의 원심 경계부를 보존하기 위해 해당 부위의 비딩 시 유틸리티 왁스를 두겹으로 붙여주는 것이 필요할 수도 있다. 또한 베이스 플레이트 왁스base plate wax를 이용하여 설측 공간을 막아준다.

(4) 경석고를 진공혼합기로 혼합한 후 진동기를 사용하여 인상체에 경석고 혼합물을 주입한다.

(5) 모형재가 경화되면 박싱 왁스와 비딩 왁스를 모형으로부터 분리한 후 인상체로부터 모형을 조심스럽게 분리한다.

(6) 분리된 주모형을 적절하게 다듬질(trimming)하고 결함이 있는 부위를 수정한다.

(7) 교합기 상에 모형을 재장착할 수 있도록 index나 notch를 형성한다.

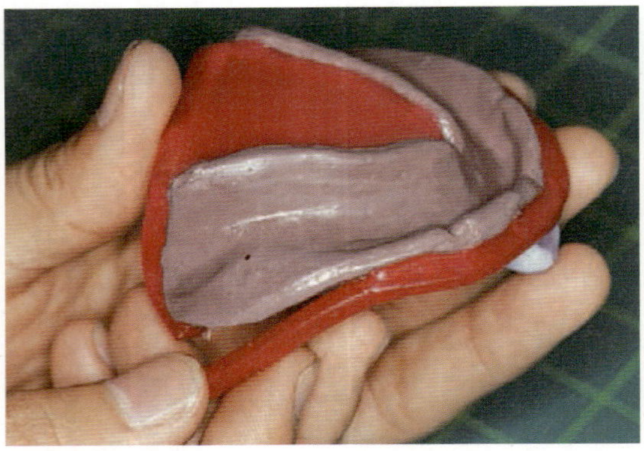

[그림 2-2] 비딩

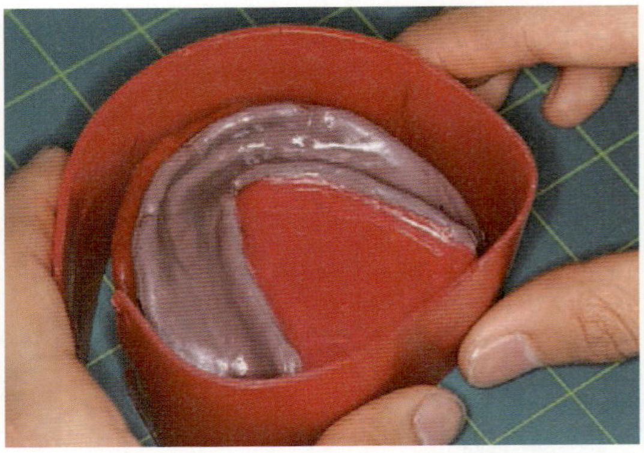

[그림 2-3] 박싱

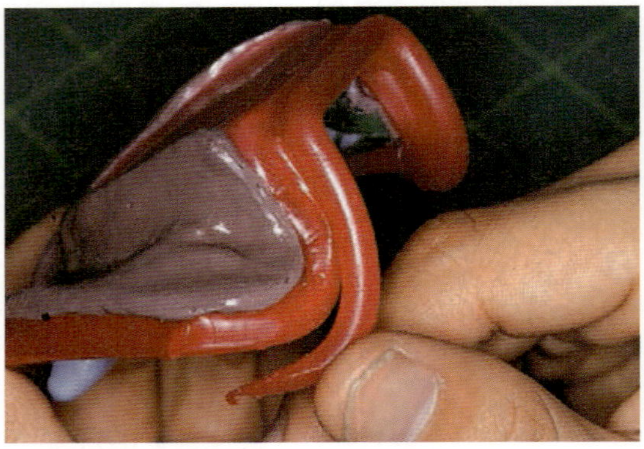

[그림 2-4] 하악 후방부 비딩왁스의 추가

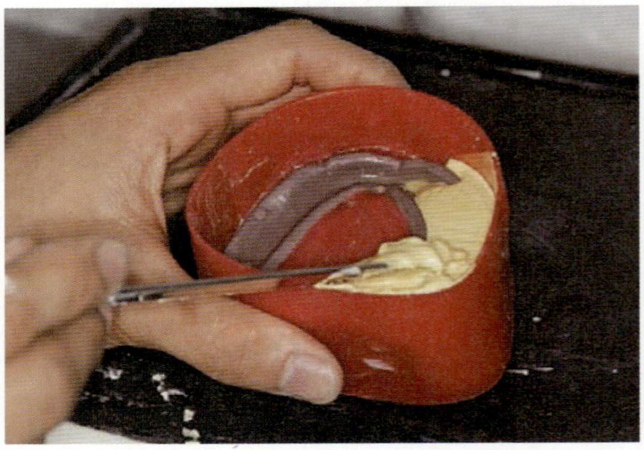

[그림 2-5] 모형재의 주입

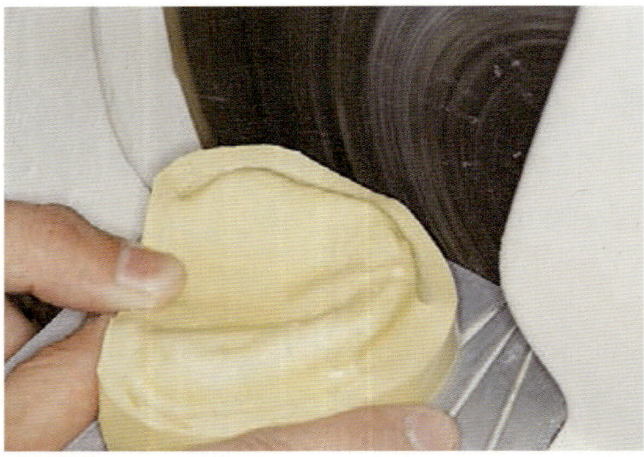

[그림 2-6] 모형 랜드부위 다듬기

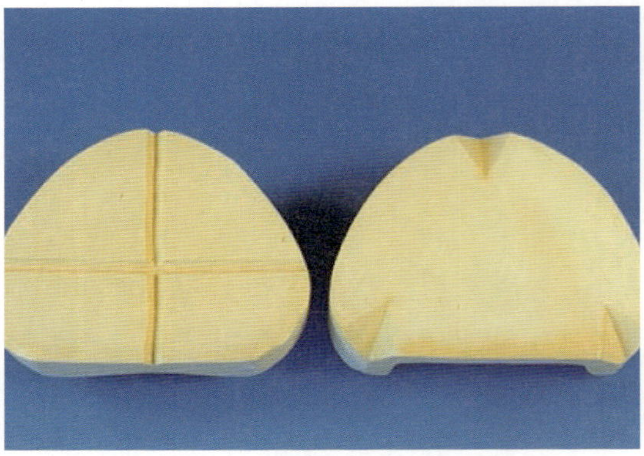

[그림 2-7] index 또는 notch의 형성

2) 직립법(upright method) (그림 2–8, 9)

주모형을 제작하는데 있어서 이 방법은 최종인상체가 박싱되지 않았지만 하악 인상체의 설측 공간은 막혀있어야 한다. 두께와 모양 조절이 어려운 방법이다. 주모형을 제작할 때는 잘 사용하지 않는 방법이다.

(1) 되게 반죽한 경석고 혼합물을 진동기를 사용하여 인상체 안에 채워 넣는다.

(2) 인상체의 내면의 모든 부위가 덮이도록 경석고 혼합물을 쌓아 올린다.

(3) 경석고 혼합물이 원하는 두께로 쌓아 올려지면 베이스 부분을 스파튤라로 편평하고 매끄럽게 다듬고 경화되기를 기다린다.

(4) 모형재가 경화되면 인상체로부터 모형을 조심스럽게 분리한 후 적절하게 다듬질하고 결함부위를 수정하여 완성한다.

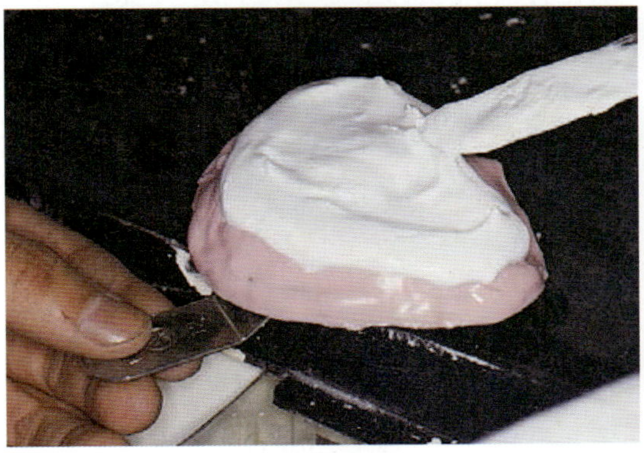

[그림 2–8] 직립법–먼저 인상체에 모형재를 주입한다.

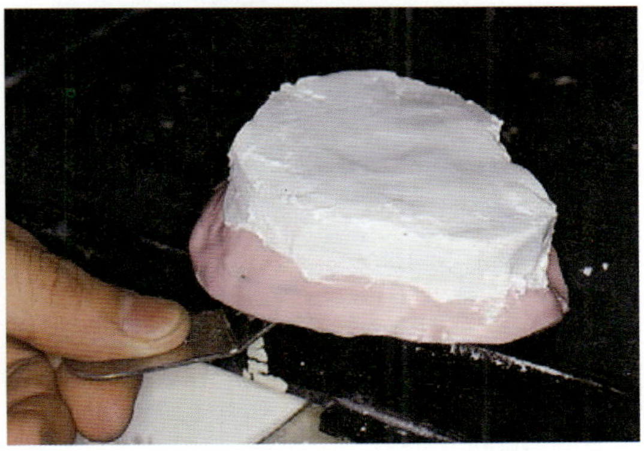

[그림 2–9] 직립법–기저부 형성을 위해 모형재를 원하는 형태와 두께로 쌓아 올린다.

3) 뒤집는 방법–이단계법(two–step method) (그림 2–10, 11, 12, 13)

주모형이 두 단계에 의해 부어질 수 있다. 이 방법은 모형재의 두 번째 반죽을 첫 번째 모형재가 경화되고 난 후에 준비하게 되고, 이 반죽이 편평한 곳에 모형의 기저부를 형성하기 위해 놓여지게 되면 여기에 첫 번째 경화된 모형을 올려 놓아 결합되게 한다.

(1) 경석고 혼합물을 인상체의 중요한 부위가 모두 덮이도록 일차로 인상체에 주입한다. 이때 이단계로 붓는 기저부와의 유지를 돕기 위해 경석고 혼합물의 윗 부분이 매끄럽지 않고 거친 상태로 놔둔다.

(2) 일차로 주입한 경석고 혼합물이 초기경화가 되면 모형의 기저부를 형성할 기저부 반죽 위에 거꾸로 엎어서 올려 놓는다.

(3) 이차로 혼합한 반죽이 경화되기 전에 스파튤라를 이용하여 원하는 두께와 형태가 되도록 다듬고 경화되기를 기다린다.

(4) 모형재가 경화되면 인상체로부터 모형을 조심스럽게 분리한 후 적절하게 다듬질하고 결함부위를 수정하여 완성한다.

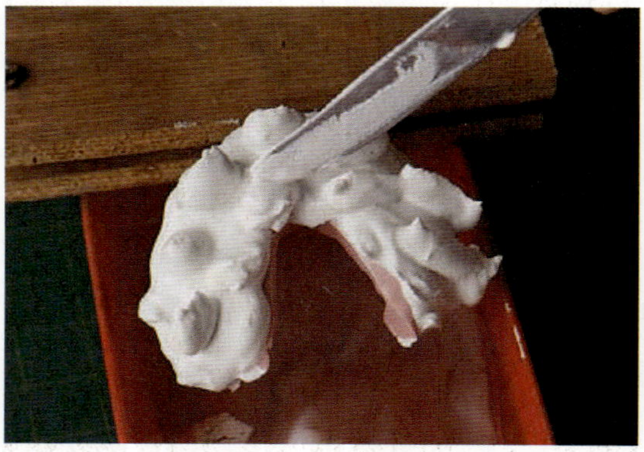

[그림 2-10] 인상체에 모형재를 주입한다. 이 때 경석고 윗부분에 유지부를 형성한다.

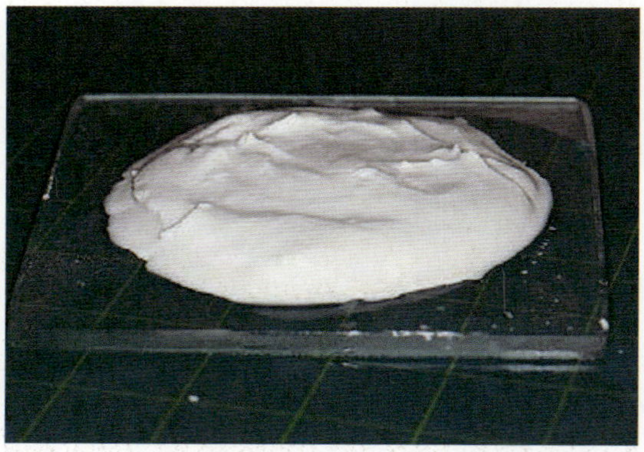

[그림 2-11] 기저부 형성을 위한 경석고 혼합물을 슬랩 위에 올려 놓는다.

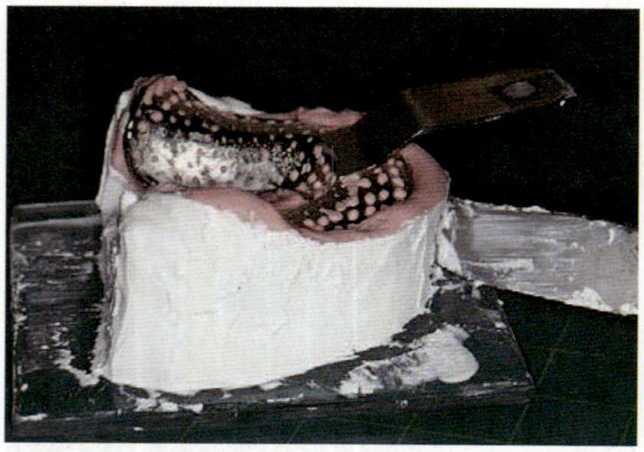

[그림 2-12] 1차 경화된 모형을 기저분 반죽 위에 거꾸로 올려 놓는다.

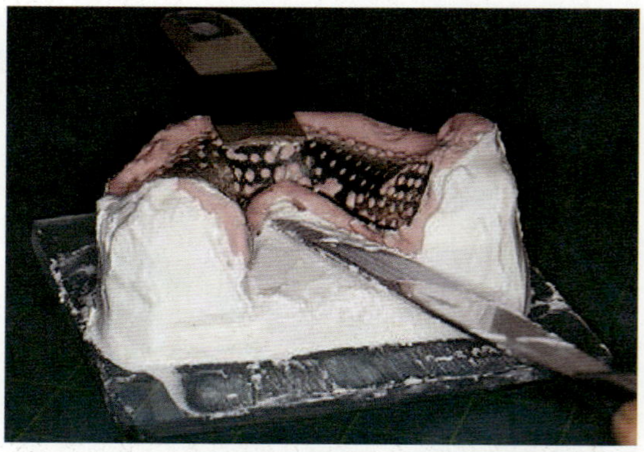

[그림 2-13] 원하는 형태와 두께가 되도록 기저부를 다듬는다.

학습2 교수 · 학습 방법

교수방법

- 총의치 제작을 위한 작업모형(주모형)에 관한 관계 지식을 학습하였는지를 확인하고 수업을 진행한다.
- 작업모형의 요구사항과 기준에 따라 주의사항을 이해하기 쉽도록 설명하며 시연(demonstration)한다.
- 실습과정이 원활히 진행되고 모든 학생이 제작과정을 잘 수행할 수 있도록 조력자의 역할을 수행한다.
- 제작 후 학생과의 일대일 대면 점검을 통해 실습물을 점검하고 수정 또는 재제작토록 피드백하여 제작과정에 대한 명확한 이해를 돕는다.

학습방법

- 작업모형을 제작하는 목적과 관계지식을 학습해야 한다.
- 재료, 기구 및 장비 사용에 대한 지침을 확인하고 안전 및 유의사항을 확인한다.
- 단계별 수행 내용을 파악하고 수행 순서에 따라 실습에 참여하도록 한다.

학습2 평가

평가준거

- 평가자는 학습자가 수행 준거 및 평가항목에 제시되어 있는 내용을 성공적으로 수행했는지를 평가해야 한다.
- 평가자는 다음 사항을 평가해야 한다.

<table>
<tr><th rowspan="2">학습내용</th><th rowspan="2">평가항목</th><th colspan="3">성취수준</th></tr>
<tr><th>상</th><th>중</th><th>하</th></tr>
<tr><td rowspan="3">2. 작업모형 제작</td><td>- 인상체 소독지침 및 처리방법에 따라 인상체를 소독하고 타액 및 이물질 등을 세척하여 모형재 주입을 위한 전처리를 할 수 있다.</td><td></td><td></td><td></td></tr>
<tr><td>- 모형재 사용설명서에 따라 혼수비와 진공혼합기 사용방법을 준수하여 모형재를 혼합하고 주입할 수 있다.</td><td></td><td></td><td></td></tr>
<tr><td>- 모형제작방법에 따라 변연부 및 중요한 해부학적 부위가 재현된 모형을 제작하여 완성할 수 있다.</td><td></td><td></td><td></td></tr>
</table>

평가방법

- 필기시험

<table>
<tr><th>학습내용</th><th>평가내용</th><th>성취수준</th></tr>
<tr><td rowspan="3">2. 작업모형 제작</td><td>- 인상체 소독지침 및 처리방법에 따라 인상체를 소독하고 타액 및 이물질 등을 세척하여 모형재 주입을 위한 전처리</td><td rowspan="3">1. 자율평가
2. 필기시험에 평가 내용에 대한 문항을 출제하여 평가한다.</td></tr>
<tr><td>- 모형재 사용설명서에 따라 혼수비와 진공혼합기 사용방법을 준수하여 모형재를 혼합하고 주입</td></tr>
<tr><td>- 모형제작방법에 따라 변연부 및 중요한 해부학적 부위가 재현된 모형을 제작하여 완성</td></tr>
</table>

- 체크리스트를 통한 평가

<table>
<tr><th rowspan="2">학습내용</th><th rowspan="2">평가내용</th><th colspan="3">성취수준</th></tr>
<tr><th>상</th><th>중</th><th>하</th></tr>
<tr><td rowspan="3">2. 작업모형 제작</td><td>- 인상체 소독지침 및 처리방법에 따라 인상체를 소독하고 타액 및 이물질 등을 세척하여 모형재 주입을 위한 전처리를 할 수 있다.</td><td></td><td></td><td></td></tr>
<tr><td>- 모형재 사용설명서에 따라 혼수비와 진공혼합기 사용방법을 준수하여 모형재를 혼합하고 주입할 수 있다.</td><td></td><td></td><td></td></tr>
<tr><td>- 모형제작방법에 따라 변연부 및 중요한 해부학적 부위가 재현된 모형을 제작하여 완성할 수 있다.</td><td></td><td></td><td></td></tr>
</table>

피드백

1. 필기시험
- 중간고사 및 기말고사의 종합 평가 결과 성취도가 절대평가기준으로 60% 미만인 학생들을 대상으로 추가적으로 재시험 및 보고서 제출기회를 부여한다.

2. 체크리스트 평가
- 수행결과가 10점 만점에 6점 미만인 학생들에게는 수정 및 재제작 후 평가한다.

작업모형 제작 실습 점검 항목(학습자용)

<table>
<tr><th colspan="2">평가항목</th><th>예</th><th>아니오</th><th>해당 없음</th></tr>
<tr><td>(1)</td><td>인상체의 내면을 세척한다.</td><td></td><td></td><td></td></tr>
<tr><td>(2)</td><td>인상체의 변연부 외측을 따라 변연부 하방 3-5mm 부위에 beading wax를 부착한다.</td><td></td><td></td><td></td></tr>
<tr><td>(3)</td><td>beading된 부분을 boxing wax로 조심스럽게 감싼 후 sealing한다.</td><td></td><td></td><td></td></tr>
<tr><td>(4)</td><td>인상체의 최상부로부터 boxing wax의 상단이 9.5~16.0mm를 유지하는지 확인한다.</td><td></td><td></td><td></td></tr>
<tr><td>(5)</td><td>경석고를 혼합하여 인상체에 주입한다.</td><td></td><td></td><td></td></tr>
<tr><td>(6)</td><td>boxing wax를 모형으로부터 분리한 후 인상체로부터 모형을 분리한다.</td><td></td><td></td><td></td></tr>
<tr><td>(7)</td><td>분리된 주모형을 trimming하고 결함이 있는 부위를 수정한다.</td><td></td><td></td><td></td></tr>
<tr><td>(8)</td><td>교합기 상에 모형을 재장착할 수 있도록 모형의 저면에 index나 notch를 형성한다.</td><td></td><td></td><td></td></tr>
<tr><td rowspan="5">총평</td><td>성취수준</td><td colspan="3">달성정도</td></tr>
<tr><td>4. 감독을 받지 않고 혼자서 문제를 해결하면서 이 기술을 수행할 수 있다.</td><td colspan="3"></td></tr>
<tr><td>3. 다른 사람의 도움이나 감독을 받지 않고 만족하게 할 수 있다.</td><td colspan="3"></td></tr>
<tr><td>2. 약간의 도움이나 감독을 받으면서 만족할만큼 할 수 있다.</td><td colspan="3"></td></tr>
<tr><td>1. 상당한 도움이나 감독을 받으며 일부만 만족하게 할 수 있다.</td><td colspan="3"></td></tr>
</table>

평가자(학생) 서명: ______________________ 평가날짜: ________________

확인자(교수) 서명: ______________________ 평가날짜: ________________

성취수준: 위 모든 항목에 대해 '예'나 '해당 없음'에 표시되어야 합니다. 만약 '아니오'에 표시되었다면 해당 교과목의 교수와 상의하여 어떤 부분이 약한지를 확인하고, 어떤 추가 활동이 필요한지 지도를 받기 바랍니다.

실습 일지(작업모형 제작하기)

<table>
<tr><td>교과목명</td><td colspan="2"></td><td>작성일자</td><td colspan="3">년 월 일</td></tr>
<tr><td>담당교수</td><td colspan="2"></td><td>학번</td><td></td><td>성명</td><td></td></tr>
<tr><td rowspan="2">실습
내용</td><td>학습한
내용
(주요내용)</td><td colspan="5">이 단원을 학습하면서 알게 된 주요 내용을 작성해 보세요.</td></tr>
<tr><td>수행한
내용
(주요내용)</td><td colspan="5">이 단원 실습에서 본인이 직접 수행한 내용을 작성해 보세요.</td></tr>
</table>

실습 일지(작업모형 제작하기)

<table>
<tr><td colspan="2">수행 내용 관련 사진</td></tr>
<tr><td>본인이 수행한 작업 관련
사진을 붙이세요.</td><td>본인이 수행한 작업 관련
사진을 붙이세요.</td></tr>
<tr><td>자가 평가</td><td>본인이 수행한 작업 중 어떤 부분이 잘되었는지 또는 어떤 부분이 안되었는지 그 이유를 생각해서 작성해 보세요.</td></tr>
<tr><td colspan="2">자가 평가 관련 사진</td></tr>
<tr><td>본인이 수행한 작업 중 피드백이
필요한 부분을 촬영한
사진을 붙이세요.</td><td>본인이 수행한 작업 중 피드백이
필요한 부분을 촬영한
사진을 붙이세요.</td></tr>
</table>

학습 1	개인트레이 제작하기(06111206_14v1.1)
학습 2	작업모형 제작하기(06111206_14v1.2)
학습 3	**기초상 및 교합제 형성** (06111206_14v1.3)
학습 4	교합기에 모형 부착하기(06111206_14v1.4)
학습 5	인공치 선택하고 배열하기(06111206_14v1.5)
학습 6	선택삭제 시행하기(06111206_14v1.6)
학습 7	의치상 조각하기(06111206_14v1.7)
학습 8	의치 온성하기 (06111206_14v1.8) (06111206_14v1.9) (06111206_14v1.10) (06111206_14v1.11) (06111206_14v1.12)
학습 9	레진상 의치를 마무리 및 연마하기(06111206_14v1.13)
학습 10	인공치 및 의치상 수리하기(06111206_14v1.14)
학습 11	의치상 첨상 및 개상하기(06111206_14v1.15)

3-1. 기초상 제작

학습목표	• 이 학습을 마친 학습자는 총의치 제작을 위해 환자의 중심악관계 기록과 치아배열을 위한 기초상 및 교합제를 형성할 수 있다. • 이 학습을 마친 학습자는 총의치 제작을 위한 기초상을 형성할 수 있으며, 이에 대해 의뢰인과 대화하고 설명할 수 있다.

필요지식

기록상 및 교합제(Record Base and Occlusion Rim) – 기초상 또는 기록상(base plate, record base)이란 상 · 하악골의 관계기록, 인공치배열 그리고 구강 안의 시적을 위해 의치상을 대신하는 임시형태의 상(임시의치상)으로 자가중합수지 또는 광중합수지, 진공적합재료 또는 왁스로 형성하며, 안정기초상을 형성하는 과정을 포함한다.

1. 기초상의 요구조건

1) 의치상 지지조직에 정밀하게 적합되고 충분한 유지력을 지녀야 한다.
2) 환자에게 편안하여야 한다.
3) 교합력에 견딜 수 있도록 충분히 견고하여야 한다.
4) 구강 내의 온도에 변형되지 않고 체적의 안정성이 있어야 한다.
5) 인공치 배열의 기초역할을 해야 한다.
6) 제작이 간편하여야 한다.

7) 경제적이어야 한다.

8) 색이 구강조직과 조화를 이루는 것이 좋다.

9) 탈착이 용이하고 모형을 마모시키지 않아야 한다.

10) 적절한 두께이어야 한다.

11) 완성된 의치와 동일한 외형선과 변연형태를 이루고 있어야 한다.

2. 사용되는 재료에 따른 record base의 종류

1) 임시 기초상(temporary record base)

(1) 자가중합수지(self cured acrylic resin)

(2) 진공적합수지(vacuum formed vinyl or polystyrene)

(3) 베이스 플레이트 왁스(base plate wax)

(4) 쉘락(shellac)

2) 영구 기초상(permanent record base)

(1) 열중합 의치상수지(heat cured acrylic resin)

(2) 주조 합금(cast alloys : gold, Co−Cr, Ni−Cr)

※ 안정 기초상(stabilized base plate, stabilization of recording bases)−쉘락이나 왁스와 같이 열가소성 재료로 제작된 기초상에 부가적인 안정이 필요하다면 ZOE paste, rubber base, resin과 같은 재료를 이용하여 이들 기초상의 내면에 이장함으로써 적합성이 좋고 열에 의해 쉽게 변형되지 않는 안정된 기초상을 얻을 수 있다.

3. 작업모형의 처리−결함부위의 수정

작업모형의 표면에 결함이 있으면 정확한 기초상을 만들기 어렵다. 일반적으로 모형의 결함에는 결절(nodules)과 같이 튀어나온 결함과 다공성(porosity)과 같은 음형의 결함들이 있다. 이러한 결함이 총의치 제작에 영향을 미치지 않을 정도라면 기구를 사용하거나 재료를 메워 넣어 결함을 제거한 후 기초상을 제작하여야 한다.

4. 외형선과 기준선(참고선)의 설정

1) 외형선−최종 완성될 의치상과 동일하게 설정한다.

2) 기준선(참고선)

(1) 치조정선−교합제 제작과 인공치 배열의 기준선이 되므로 중요하다.

(2) 후구치삼각을 표시하는 선−인공치 선택이나 교합제 높이의 기준

① 후구치삼각 전연부 표시선−하악 구치부의 최후방 경계부로 인공치 구치부 크기를 설정하는 데 중요한 기준

② 후구치삼각 높이의 ½–⅔ 표시선–하악 교합제 높이의 기준으로 하악 구치부 높이를 결정하게 된다.

5. 모형의 relief와 blocking-out

1) relief가 필요한 부위–구개융기, 구개봉합선, 하악융기, 절치공, 예리한 치조정, flabby tissue, 돌출이 심한 악설골근선 부위
2) blocking-out이 필요한 부위–record base의 탈착에 문제가 되는 undercut 부위

수행내용 기초상 제작

• 재료 · 자료

레진 분리제, 베이스플레이트 왁스, 자가중합수지, 레진 스파튤라, 러버 디쉬, 마스크, 비닐장갑, 측정 용기, 덴춰 버, 연마기구

• 기기 · 장비

치기공 워크스테이션, 마이크로 모터, 압력중합기(pressure pot), 기공용 레이스(dental lathe)

• 안전 · 유의사항

① 치과용 레진 사용 시 고무장갑을 사용하고 마스크를 착용한다.
② 압력중합기(pressure pot) 사용 시 규정된 공기압을 가하도록 한다.
③ 기초상의 다듬질 시 마스크와 작업복을 착용한 상태에서 작업한다.
④ 고속회전장비를 사용할 때 일정한 거리를 유지하고 주의하여 사용한다.

• 수행 순서

기초상 제작 시 제작재료로는 충분히 견고하고 체적의 안정성을 가지고 있으며 정확하게 적합되는 재료를 사용해야 한다. 이러한 요구조건에 가장 잘 부합하는 재료가 자가중합수지라고 할 수 있으며 실제로 임상에서 사용하는 빈도가 가장 높다. 자가중합수지는 비교적 조작이 쉽고 견고하며 안정성이 있고 적합성이 우수하며 쉽게 변형되지 않고 색의 안정성도 우수하다.
따라서 여기에서는 자가중합수지를 사용하여 제작하는 방법을 제시하였다.

1) 자가중합수지(cold-cured acrylic resin)를 이용하는 방법–산포법(sprinkle-on method)을 이용

(1) 외형선을 설정한다[그림 3-1].
(2) 모형의 해당부위를 완충(relief)하고 블록 아웃(blocking-out)한다[그림 3-1].
(3) 레진 분리제를 도포한다[그림 3-2].
(4) 레진액과 분말을 산포법(salt & pepper technique, sprinkle-on method)을 이용하여 균일한 두께(2~3mm 정도)가 될 때까지 첨가한다.

(5) 첨가가 끝나면 즉시 압력중합기(pressure pot)에 넣어 중합시킨다.

(6) 중합 후 모형으로부터 분리한 후 외형을 다듬는다.

(7) 다듬질과 마무리를 하고 점검한다.

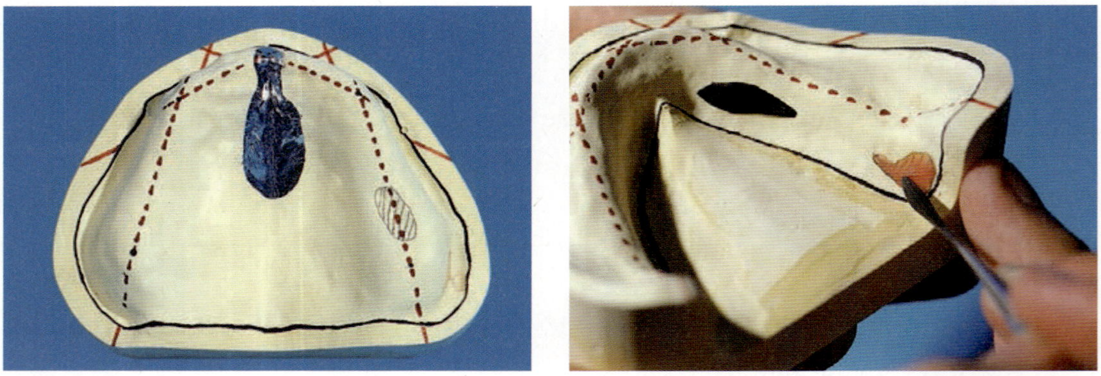

[그림 3-1] 기초상 외형선 설정과 block-out 및 relief; A-상악, B-하악.

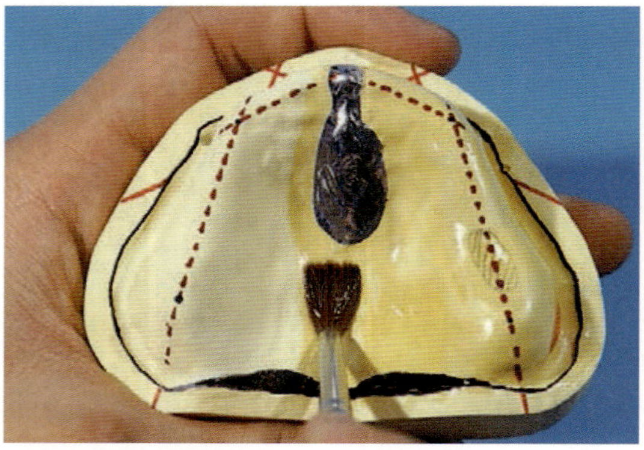

[그림 3-2] 레진분리제 도포

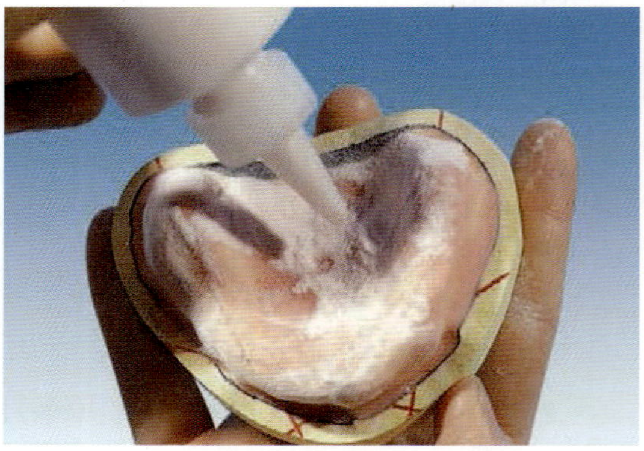

[그림 3-3] 산포법으로 레진을 첨가

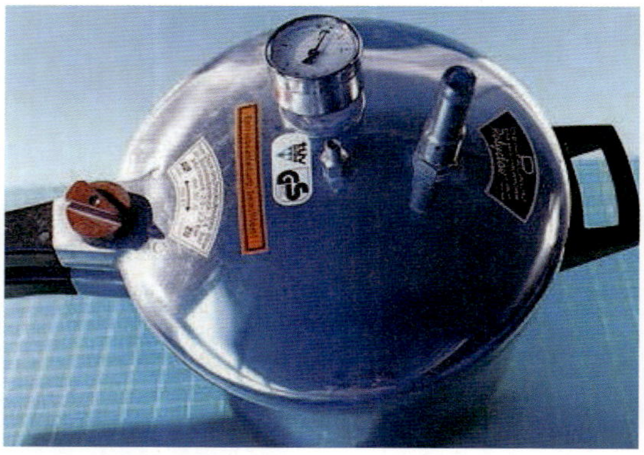

[그림 3-4] 압력중합기에 중합

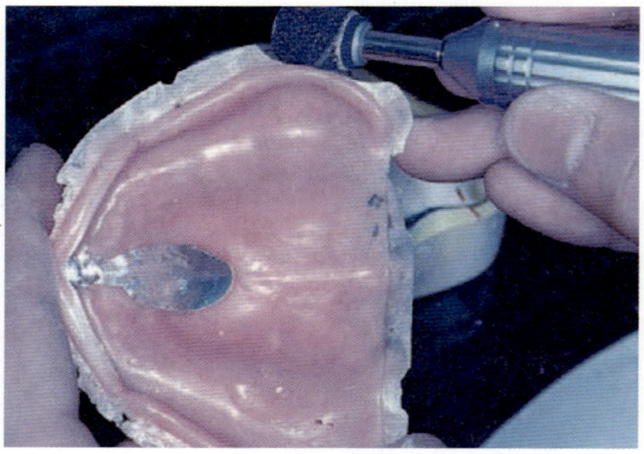

[그림 3-5] 중합된 기초상을 다듬질

3-2. 교합제 형성

학습목표	• 이 학습을 마친 학습자는 총의치 제작을 위해 환자의 중심악관계 기록과 치아배열을 위한 기초상 및 교합제를 형성할 수 있다. • 이 학습을 마친 학습자는 총의치 제작을 위한 교합제를 형성할 수 있으며, 이에 대해 의뢰인과 대화하고 설명할 수 있다.

필요지식

교합제(occlusion rim)–시적의치를 형성하기 위해 정확한 상 · 하악간 관계를 설정하고 인공치를 배열하기 위해 사용되는 왁스로 된 형태

상·하악간 관계와 인공치를 배열하기 위한 정보의 기록–교합제는 치열궁의 형태, 교합평면의 수준, 상하악골의 수직 · 수평관계(고경, 수직 및 수평피개의 양), 인공치의 길이와 폭, 견치융기의 위치, 중절치의 위치결정을 위한 정중선, 상 · 하순선, 안모와의 관계(입술지지 정도) 등을 기록하는 역할을 한다.

1. 제작재료 및 성형방법

1) 제작재료–base plate wax

2) 성형방법

(1) hand made

(2) occlusion rim former method

(3) ready made

2. 교합제의 형태 및 크기

무치악과 교합제 사이의 관계에 있어서 교합제의 위치와 크기는 기본적으로 무치악제에 대해 자연치의 치관들이 위치했던 것과 동일하다는 것이다. 다만 자연치의 제거됨에 따라 일어난 무치악제의 흡수를 고려하여 무치악제와 교합제의 관계가 설정되어야 한다.

1) 교합제의 폭

(1) 전치부–5mm

(2) 소구치부–7mm

(3) 대구치부–10mm

2) 교합제의 높이

(1) 상악전치부–10mm(상악 순측 구강전정으로부터 교합평면까지의 거리는 22mm)

(2) 상악구치부–7mm

(3) 하악 교합제는 Camper plane과 평행을 이루며 후구치 삼각의 ½~⅔와 일치되도록 한다(하악 순측 구강전정으로부터 교합평면까지의 거리는 16~18mm).

	Winkler	Jamison, Sowter	권장(안)
A	10~12 mm		10 mm
B	20~22 mm	22 mm	
C	5~7 mm	6~8 mm	7 mm
D	6~8 mm		
E	16~17 mm	18 mm	
F	3~6 mm 또는 후구치 삼각의1/2		후구치 삼각의 1/2~2/3
G			80~85°

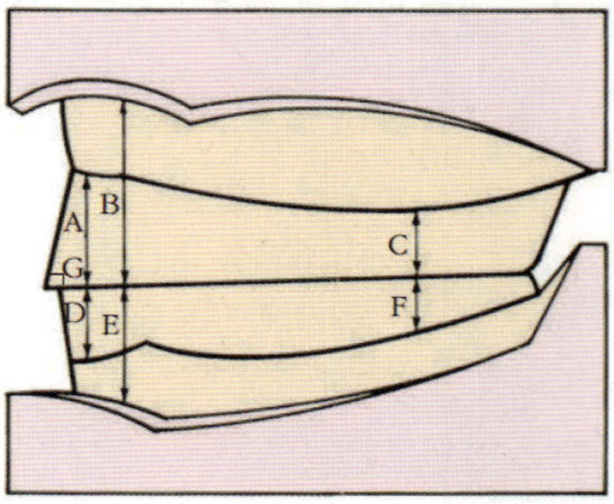

[그림 3-6] 상악 및 하악 교합제의 높이

3) 교합제의 길이

(1) 상악교합제－구절흔(hamular notch) 전방 10mm까지 연장 또는 상악결절의 전연까지

(2) 하악교합제－후구치 삼각의 기시부까지 연장

수행내용 교합제 제작

• 재료 · 자료

베이스 플레이트 왁스, 금속평면판, 알콜 램프, 토치 램프, 왁스 스파튤라, 조각도 세트

• 기기 · 장비

치기공 워크스테이션

• 안전 · 유의사항

① 화기 사용 시 일정한 거리를 유지하고 주의하여 사용한다.

② 왁스 작업 시 마스크와 작업복을 착용한 상태에서 작업한다.

• 수행 순서

손으로 직접 제작(hand made)하는 방법

1) 기초상 위에 치조정선을 표시하고 교합제의 길이 부위도 표시한다.

2) 베이스 플레이트 왁스를 층이 생기지 않도록 가열하며 말아서 성형한 후 기초상에 표시한 길이를 고려하며 사각막대로 빚어준다.

3) 표시한 부위에 얹어 악궁의 형태를 따라 대강의 형태를 형성한다.

4) 용융된 wax와 가열된 조각도를 이용하여 기초상에 고정시키고 부족한 부분을 첨가한다.

5) 넓은 판상의 금속판과 나이프 등을 이용하여 왁스가 완전히 경화되기 전에 폭과 높이, 그리고 길이에 맞추어 교합제의 외형을 형성한다.

6) 교합제의 폭과 높이, 길이를 점검하고 수정할 부분이 있다면 수정한다.

7) 문제가 없다면 토치램프(torch lamp)나 솔벤트 등을 이용하여 교합제를 마무리한다.

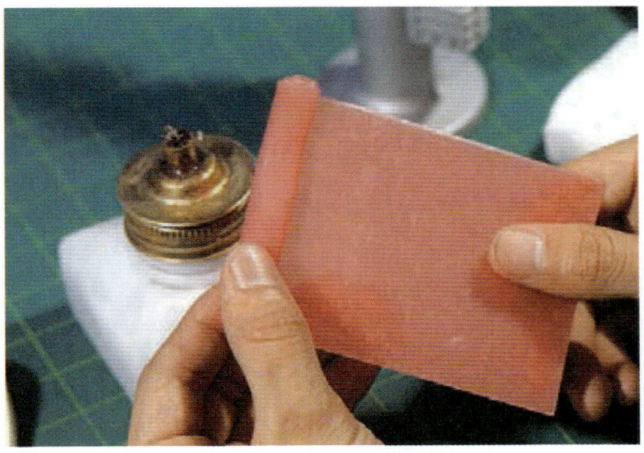

[그림 3-7] 베이스 플레이트 왁스의 연화

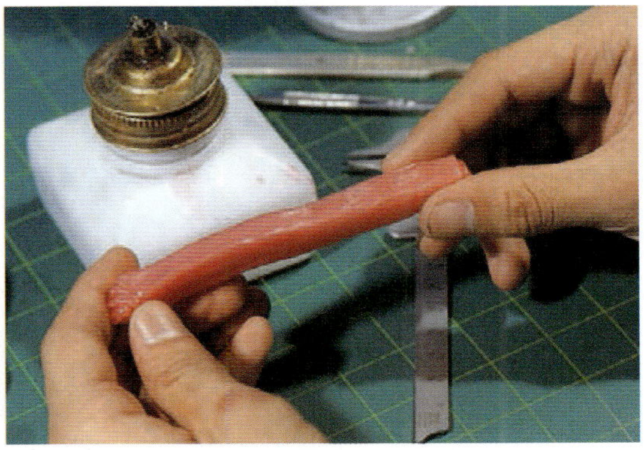

[그림 3-8] 연화된 왁스를 사각막대 형태로 성형

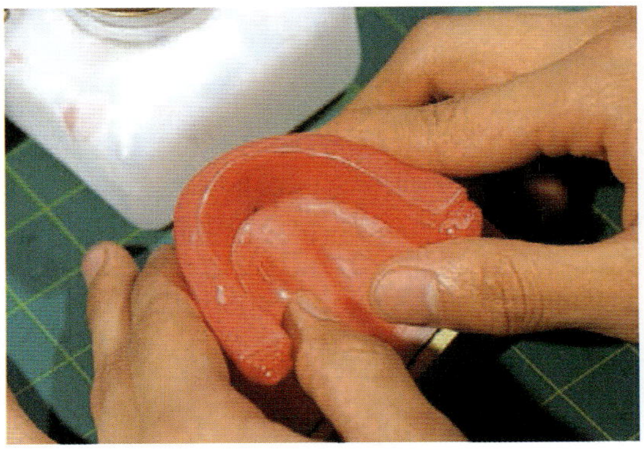

[그림 3-9] 치열궁의 형태에 맞춰준다.

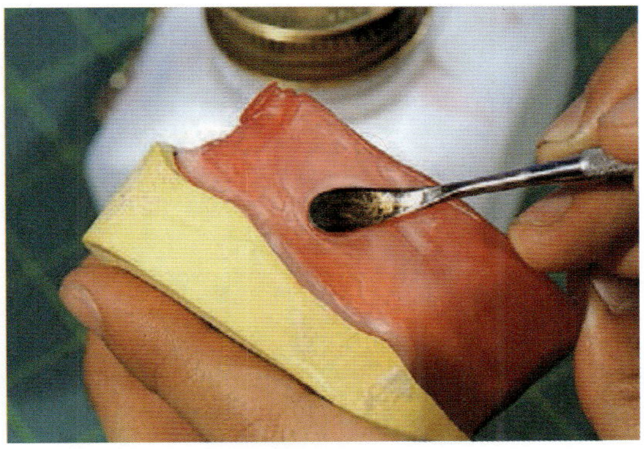

[그림 3-10] 기초상에 부착하고 부족한 부분을 첨가

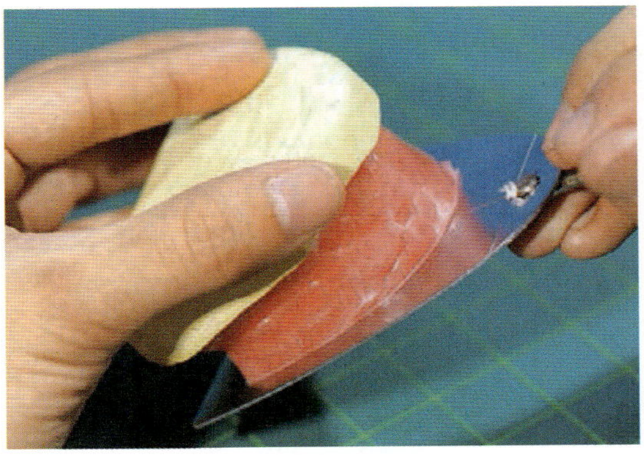

[그림 3-11] 교합제의 높이를 유성펜으로 미리 표시하고 표시선까지 다듬는다.

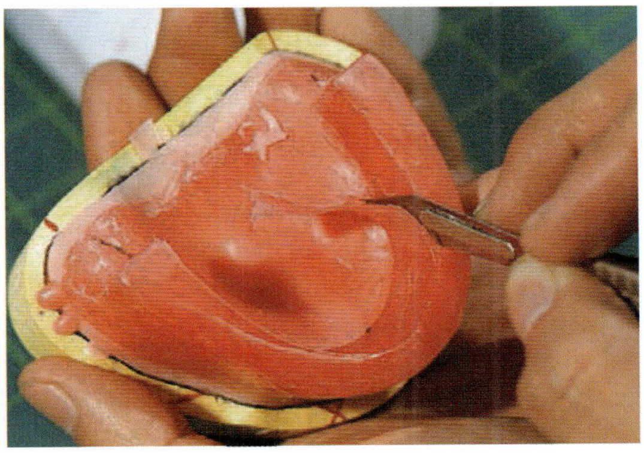

[그림 3-12] 교합제의 폭에 유의하면서 악궁의 형태에 맞춰 순협설부위를 다듬는다.

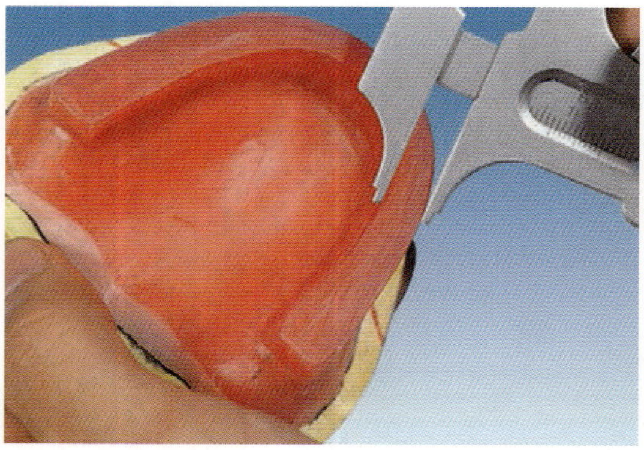

[그림 3-13] 상하악 교합제의 폭과 높이를 최종적으로 점검하고 수정한다.

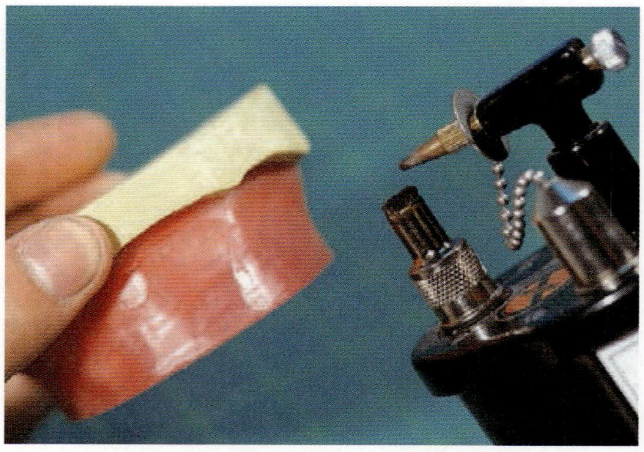

[그림 3-14] 교합제를 토치램프로 마무리한다.

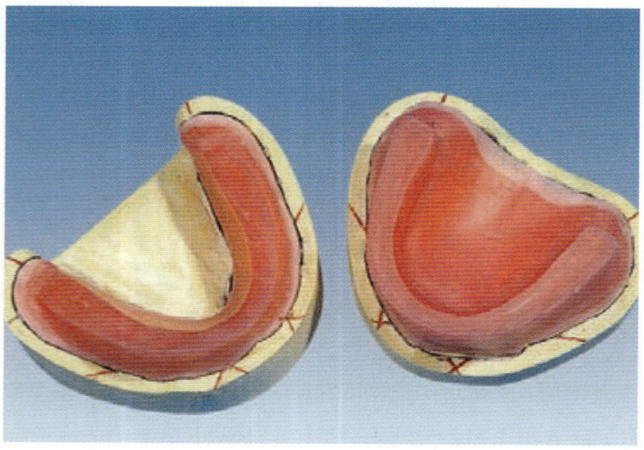

[그림 3-15] 완성된 상하악 교합제

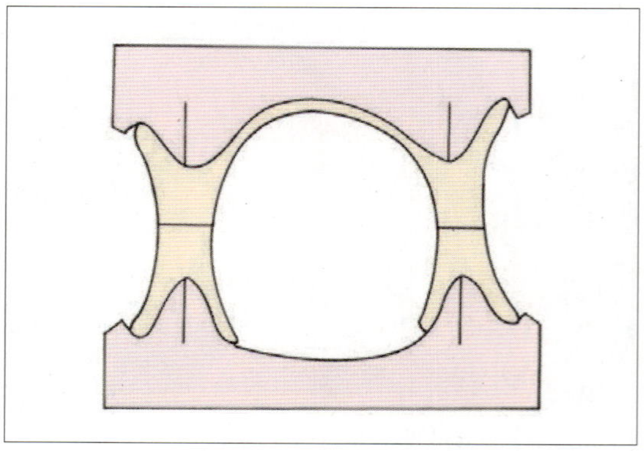

[그림 3-16] 상하악 교합제를 서로 교합시켜 점검하고 결함이 있으면 수정한다.

학습3 교수 · 학습 방법

교수방법

- 총의치 제작을 위한 기초상과 교합제에 관한 관계 지식을 학습하였는지를 확인하고 수업을 진행한다.
- 기초상과 교합제의 요구사항과 기준에 따라 주의사항을 이해하기 쉽도록 설명하며 시연(demonstration)한다.
- 실습과정이 원활히 진행되고 모든 학생이 제작과정을 잘 수행할 수 있도록 조력자의 역할을 수행한다.
- 제작 후 학생과의 일대일 대면 점검을 통해 실습물을 점검하고 수정 또는 재제작토록 피드백하여 제작과정에 대한 명확한 이해를 돕는다.

학습방법

- 기초상과 교합제의 정의를 이해하고, 제작 기준과 지침 및 제작하는 방법과 관계지식을 학습해야 한다.
- 재료, 기구 및 장비 사용에 대한 지침을 확인하고 안전 및 유의사항을 확인한다.
- 단계별 수행 내용을 파악하고 수행 순서에 따라 실습에 참여하도록 한다.

학습3 평가

평가준거

- 평가자는 학습자가 수행 준거 및 평가항목에 제시되어 있는 내용을 성공적으로 수행했는지를 평가해야 한다.
- 평가자는 다음 사항을 평가해야 한다.

학습내용	평가항목	성취수준		
		상	중	하
3. 기초상 및 교합제 형성하기	- 총의치 외형선 설정기준에 따라 지지조직과 변연조직을 고려하여 총의치 외형선을 설정할 수 있다.			
	- 기초상 제작기준과 설정된 외형선에 따라 자가중합수지를 사용하여 자가중합수지 기초상을 형성할 수 있다.			
	- 교합제 제작기준에 따라 베이스플레이트 왁스를 성형한 후 교합평면판과 나이프 등을 사용하여 폭과 높이, 길이를 조절하여 교합제를 형성할 수 있다.			

평가방법

- 필기시험

학습내용	평가내용	성취수준
3. 기초상 및 교합제 형성하기	- 총의치 외형선 설정기준에 따라 지지조직과 변연조직을 고려하여 총의치 외형선을 설정	1. 자율평가 2. 필기시험에 평가내용에 대한 문항을 출제하여 평가한다.
	- 기초상 제작기준과 설정된 외형선에 따라 자가중합수지를 사용하여 자가중합수지 기초상을 형성	
	- 교합제 제작기준에 따라 베이스플레이트 왁스를 성형한 후 교합평면판과 나이프 등을 사용하여 폭과 높이, 길이를 조절하여 교합제를 형성	

• 체크리스트를 통한 평가

학습내용	평가내용	성취수준		
		상	중	하
3. 기초상 및 교합제 형성하기	– 총의치 외형선 설정기준에 따라 지지조직과 변연조직을 고려하여 총의치 외형선을 설정할 수 있다.			
	– 기초상 제작기준과 설정된 외형선에 따라 자가중합수지를 사용하여 자가중합수지 기초상을 형성할 수 있다.			
	– 교합제 제작기준에 따라 베이스플레이트 왁스를 성형한 후 교합평면판과 나이프 등을 사용하여 폭과 높이, 길이를 조절하여 교합제를 형성할 수 있다.			

피드백

1. 필기시험
– 중간고사 및 기말고사의 종합 평가 결과 성취도가 절대평가기준으로 60% 미만인 학생들을 대상으로 추가적으로 재시험 및 보고서 제출기회를 부여한다.

2. 체크리스트 평가
– 수행결과가 10점 만점에 6점 미만인 학생들에게는 수정 및 재제작 후 평가한다.

기초상 및 교합제 형성 실습 점검 항목(학습자용)

평가항목		예	아니오	해당 없음
(1)	모형상에 기초상의 외형선을 설정하고 그려준다.			
(2)	모형의 첨와부 등을 relief하고 blocking-out 한다.			
(3)	모형 표면에 레진 분리제를 도포한다.			
(4)	sprinkle method를 사용하여 자가중합수지를 외형선에 맞춰 2mm 정도의 두께로 축성한다.			
(5)	축성이 끝나면 즉시 pressure pot에 넣어 중합한다.			
(6)	중합 후 모형으로부터 분리한 후 외형을 다듬는다.			
(7)	균일한 두께로 형태를 다듬고 연마한 후 맞춰본다.			
(8)	기초상 위에 치조정선을 표시하고 교합제의 길이 부위도 표시한다.			
(9)	base plate wax를 층이 생기지 않도록 가열하며 손으로 말아준다.			
(10)	wax를 적절히 성형하여 기초상에 표시한 길이를 고려하며 사각막대로 빚어준다.			
(11)	기초상의 표시한 부위에 얹어 악궁의 형태를 따라 대강의 형태를 형성한 후 고정시킨다.			
(12)	왁스가 완전히 경화되기 전에 교합평면판과 나이프 등을 사용하여 폭과 높이, 그리고 길이에 맞추어 교합제의 외형을 형성한다.			
(13)	교합제의 폭과 높이, 길이를 점검하고 수정할 부분이 있다면 수정한다.			
(14)	solvent와 torch lamp를 이용하여 교합제를 마무리한다.			
총평	성취수준	달성정도		
	4. 감독을 받지 않고 혼자서 문제를 해결하면서 이 기술을 수행할 수 있다.			
	3. 다른 사람의 도움이나 감독을 받지 않고 만족하게 할 수 있다.			
	2. 약간의 도움이나 감독을 받으면서 만족할만큼 할 수 있다.			
	1. 상당한 도움이나 감독을 받으며 일부만 만족하게 할 수 있다.			

평가자(학생) 서명: ______________________ 평가날짜: ________________

확인자(교수) 서명: ______________________ 평가날짜: ________________

성취수준: 위 모든 항목에 대해 '예'나 '해당 없음'에 표시되어야 합니다. 만약 '아니오'에 표시되었다면 해당 교과목의 교수와 상의하여 어떤 부분이 약한지를 확인하고, 어떤 추가 활동이 필요한지 지도를 받기 바랍니다.

실습 일지(기초상 및 교합제 형성)

<table>
<tr><td>교과목명</td><td colspan="2"></td><td>작성일자</td><td colspan="3">년 월 일</td></tr>
<tr><td>담당교수</td><td colspan="2"></td><td>학번</td><td></td><td>성명</td><td></td></tr>
<tr><td rowspan="2">실습
내용</td><td>학습한
내용
(주요내용)</td><td colspan="5">이 단원을 학습하면서 알게 된 주요 내용을 작성해 보세요.</td></tr>
<tr><td>수행한
내용
(주요내용)</td><td colspan="5">이 단원 실습에서 본인이 직접 수행한 내용을 작성해 보세요.</td></tr>
</table>

실습 일지(기초상 및 교합제 형성)

<table>
<tr><td colspan="2">수행 내용 관련 사진</td></tr>
<tr><td>본인이 수행한 작업 관련
사진을 붙이세요.</td><td>본인이 수행한 작업 관련
사진을 붙이세요.</td></tr>
<tr><td>자가 평가</td><td>본인이 수행한 작업 중 어떤 부분이 잘되었는지 또는 어떤 부분이 안되었는지 그 이유를 생각해서 작성해 보세요.</td></tr>
<tr><td colspan="2">자가 평가 관련 사진</td></tr>
<tr><td>본인이 수행한 작업 중 피드백이
필요한 부분을 촬영한
사진을 붙이세요.</td><td>본인이 수행한 작업 중 피드백이
필요한 부분을 촬영한
사진을 붙이세요.</td></tr>
</table>

학습 1	개인트레이 제작하기(06111206_14v1.1)
학습 2	작업모형 제작하기(06111206_14v1.2)
학습 3	기초상 및 교합제 형성(06111206_14v1.3)
학습 4	**교합기에 모형 부착하기** (06111206_14v1.4)
학습 5	인공치 선택하고 배열하기(06111206_14v1.5)
학습 6	선택삭제 시행하기(06111206_14v1.6)
학습 7	의치상 조각하기(06111206_14v1.7)
학습 8	의치 온성하기 (06111206_14v1.8) (06111206_14v1.9) (06111206_14v1.10) (06111206_14v1.11) (06111206_14v1.12)
학습 9	레진상 의치를 마무리 및 연마하기(06111206_14v1.13)
학습 10	인공치 및 의치상 수리하기(06111206_14v1.14)
학습 11	의치상 첨상 및 개상하기(06111206_14v1.15)

4-1. 교합기

학습목표	• 이 학습을 마친 학습자는 교합기와 안궁의 용도를 이해하고 교합기를 분류할 수 있으며 총의치 제작을 위해 교합기를 적용할 수 있다. • 이 학습을 마친 학습자는 교합기와 안궁의 용도를 이해하고 교합기를 분류하고 적용할 수 있으며, 이에 대해 의뢰인과 대화하고 설명할 수 있다.

필요지식

articulator: 상하악 모형을 부착하여 하악운동을 재현하기 위해 측두하악관절과 상하악골을 표현하는 기계적 장치

face-bow: 측두하악관절에 대한 악골의 관계를 기록하고 측두하악관절의 접번축과의 관계로 교합기에 모형을 위치시키는 계측기(caliper)와 비슷한 장치

1. 교합기의 사용 목적

1) 사용목적(용도)

(1) 환자의 부재 시 환자로서 기능-상하악 모형의 위치를 생체와 같은 관계로 고정하고 상악치열에 대한 하악치열의 운동을 재현하여 생리적으로나 심미적으로 성공적인 보철물을 제작하기 위함

(2) 진단, 치료계획 및 환자에게 설명하기 위한 모형의 부착

(3) 수복물을 위한 교합면의 형성

(4) 국부의치, 총의치 제작 시 인공치의 배열

2) 교합기 사용의 장점

(1) 환자 교합에 대한 시야 확보(특히 설측)
(2) 적절한 교합기록의 채득은 환자의 협조없이 보철물 제작이 가능
(3) 총의치의 교합조정 시 편리
(4) 작업시간의 단축
(5) 구강 내의 장애물(뺨, 혀, 타액 등)이 없어 작업이 편리

2. 교합기의 분류

치과의사나 치과기공사는 모든 종류의 교합기를 잘 다룰 줄 알아야 하며, 교합기의 능력(기능)과 한계를 잘 인식하고 있어야 한다. 그래야만 특별한 임상 조건에 맞는 적절한 교합기를 선택하여 사용하는 것이 가능하다. 교합기는 크게 세 가지 형태로 나누어지는 데, 간단한 접번 교합기(simple hinge articulator)와 평선교합기(plane line articulator), 그리고 반조절성 교합기(semi-adjustable articulator), 그리고 완전 조절성 교합기(fully adjustable articulator)로 나눌 수 있다.

1) 조절 정도에 따른 분류

(1) 비조절성 교합기(non-adjustable articulator)
① 단순 접번교합기(simple hinge articulator)-접번교합기는 단지 개폐운동만 가능하고 전방 및 측방운동을 위한 기능은 가지고 있지 않다.
② 평선교합기(plane line articulator)-plane line articulator는 간단하게 고정되어 있는 "plane line" 형태의 과두 유도 구조(condylar guidance mechanism)를 가지고 있다.
※ 평균치식 교합기(average-type articulator)

(2) 반조절성 교합기(semi-adjustable articulator)
반조절성 교합기는 대부분의 임상 작업과정을 수행하기 위한 하악운동을 충분히 재현할 수 있도록 조절될 수 있다. 반조절성 교합기는 조절할 수 있는 과두 유도 구조를 가지고 있으며, 조절이 가능한 절치 유도 구조를 포함하고 있다. 과두 유도 구조는 인체의 과두유도를 대략적으로 재현하도록 조절되어질 수 있다. 조절할 수 있는 구조(부위)들은 정적인 교합 기록(static interocclusal records)을 가지고 조절(고정)한다.

(3) 완전조절성 교합기(fully-adjustable articulator)
완전조절성 교합기는 보다 정교하게 제작된 교합기로 고도의 정확성을 가지고 인간의 하악운동을 복제하도록 조절할 수 있다. 완전조절성 교합기의 적용은 주로 복잡한 관 및 교의치의 제작에 국한되어 있다. 과두 구조는 pantographic과 stereographic 기록에 의해 조절(고정)될 수 있다.

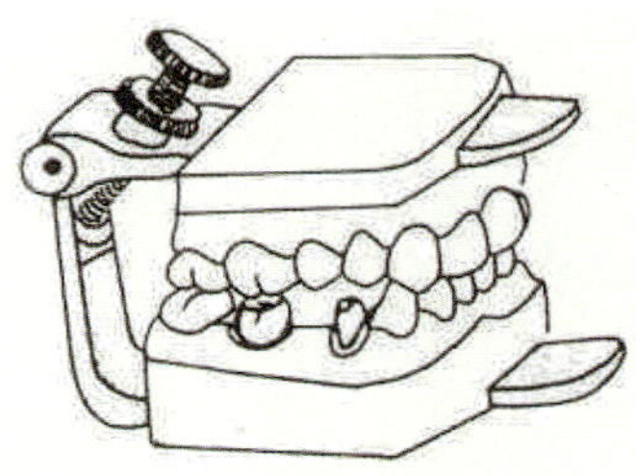

[그림 4-1] 단순 접번 교합기

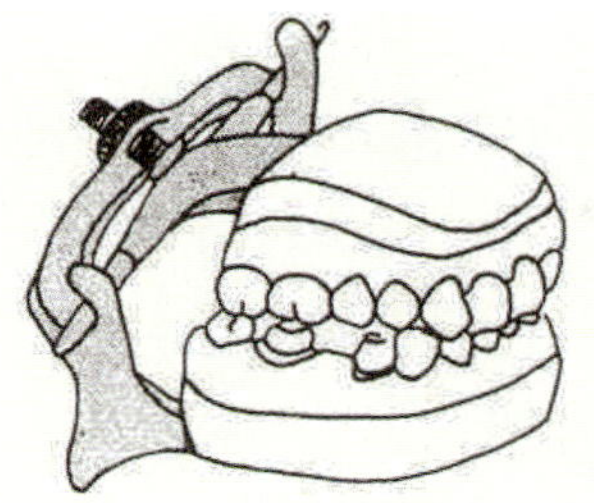

[그림 4-2] 평선 교합기

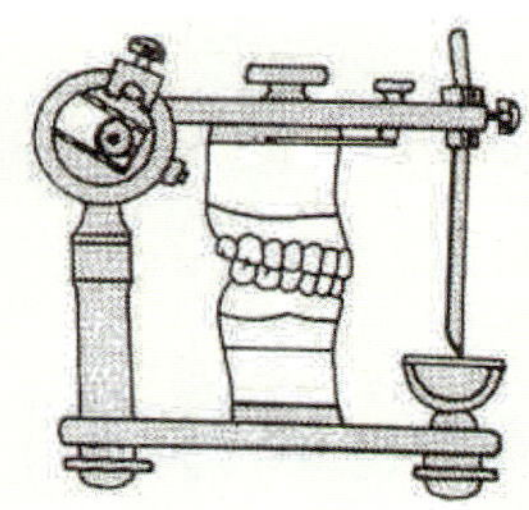

[그림 4-3] 반조절성 교합기

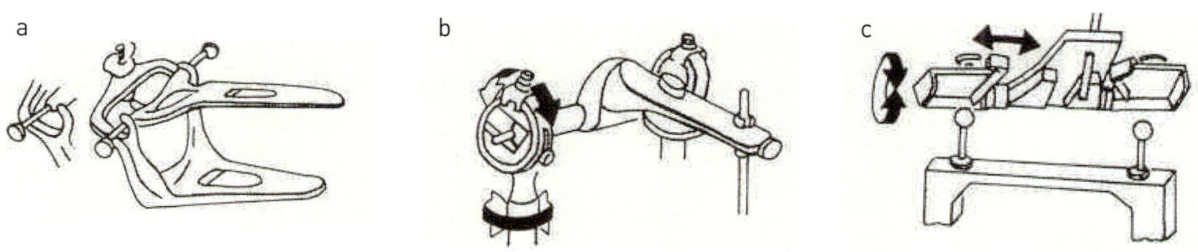

[그림 4-4] 과두유도 구조에 따른 분류; a: plain line형, b: non-arcon형, c: arcon형
출처: Martin D. Gross, Occlusion in restorative dentistry. CHURCHILL LIVINGSTONE, 1982. PP88-123.

수행내용 교합기의 선택과 준비

• 기기 · 장비

평선 교합기, 평균치식 교합기, 반조절성 교합기

• 안전 · 유의사항

① 교합기 각 부분의 명칭과 기능을 숙지한 후 교합기를 선택하고 준비한다.

② 실습실에서 교합기를 다룰 때에는 작업복을 착용한 상태에서 다룬다.

• 수행 순서

❶ 선택하기

1. 치과의사가 의뢰한 교합기가 있다면 해당 교합기를 선택한다.
2. 제작할 보철물의 적합한 교합기를 선택한다.
   총의치의 경우 임상에서 평선교합기를 선택하는 경우도 많이 있지만 총의치 제작을 위한 사용에는 한계가 있다. 총의치 제작에 있어서 안궁이전과 중심악관계의 기록을 제외한 교합기록이 없다면 반조절성 교합기의 사용은 평균치식 교합기와 다를바가 없다. 이런 경우 평균치식 교합기를 선택한다.

❷ 준비하기

1. 선택한 교합기의 구성 요소가 모두 이상이 없는지 확인한다.
2. 과두 요소를 포함하는 부분이 잘 조립되어 있는지 확인한다.

3. 절치유도판과 절치유도핀의 위치와 조립이 잘 되어있는지 확인한다.
4. 마운팅 플레이트가 고정나사에 의해 잘 고정되어 있는지 확인한다.

4-2. 교합기에 모형 부착

학습목표	• 이 학습을 마친 학습자는 총의치 제작을 위해 중심악관계가 기록된 기초상이 장착된 상 · 하악 모형을 교합기에 부착할 수 있다. • 이 학습을 마친 학습자는 총의치 제작을 위해 중심악관계가 기록된 기초상이 장착된 상 · 하악 모형을 교합기에 부착할 수 있으며, 이에 대해 의뢰인과 대화하고 설명할 수 있다.

필요지식

단순 또는 비조절성교합기(non-adjustable articulator)에 모형 부착

조절할 수 있는 구성요소를 가지고 있지 않은 단순 접번 교합기(simple hinge articulator) 또는 평선교합기(plain line articulator)에 진단용 또는 주모형의 부착. 이것은 부착 매개물로 석고제품을 사용하거나 석고가 필요 없는 교합기를 사용하여 중심교합기록 또는 상하악 모형간의 관계를 설정할 수 있는 다른 기록을 사용하여 모형을 위치시키는 과정들을 포함한다.

반조절성교합기(semi-adjustable articulator)에 모형 부착

환자의 기록된 하악운동을 보다 가깝게 흉내낼 수 있도록 측방운동과 전방운동이 조절될 수 있는 교합기(예를 들어 Hanau Modular, 또는 Kavo protar7, Artex 등)에 상하악 모형을 부착하는 것. 이것은 중심(교합)위 기록, 안궁 기록, 마운팅 지그의 사용, 모형들을 위치시키는 것, 부착매개물로 석고제품 재료를 사용하는 것을 포함한다.

1. 교합채득이 끝난 교합제의 상태

1) 교합제의 평면은 가상교합평면이 되며, 이는 Camper plane과 평행을 이루고 동시에 후구치삼각 높이의 ½-⅔에 이르게 된다.
2) 상하악 교합제의 높이는 교합고경(V.D)을 의미하며, 상 · 하악교합제의 전후방 관계는 상하악골의 수평적 관계(수평피개)를 의미한다.
3) 교합제의 순측이나 협측면의 풍융도는 외모수복의 정도를 표시하며, 특히 상악 교합제의 순협측 외형은 인공치 순협면의 기준이 된다. 또한 교합제의 형태는 치열궁의 형태를 결정하게 된다.
4) 교합제의 순면에는 인공치의 선택과 배열을 참고할 수 있는 기준선(정중선, 구각선, 상순선, 하순선)이 표시될 수 있다.

> ※ 총의치 제작을 위한 교합기록의 채득
> 중심위(C.R.)는 유일하게 재현가능하고 안정적인 위치이므로 총의치의 경우 중심위로 교합기록을 채득하여 치아를 배열(C.O.)하는 것이 가장 이상적이다. 그러나 학자들 간에 중심위에 대한 개념이 조금씩 다르고, 환자를 정확한 중심위로 유도하여 악관계를 설정하는 것이 쉽지 않으므로 총의치 제작을 위한 악관계 설정에는 주로 record base를 장착한 상태에서 중심교합(C.O., 습관적교합)을 이용한다.

2. 교합기에 모형 부착

상하악 관계가 occlusion rim에 채득된 record base와 모형이 기공실로 보내지면 치과기공사는 이들을 교합기에 부착시킴으로써 환자의 상하악 관계를 교합기에 재현시키게 된다.

모형을 교합기에 부착시키는 방법은 face–bow의 사용유무, 교합기의 종류에 따라 차이가 난다. 일반적으로 비조절성 교합기로는 평선교합기와 평균치식 교합기가 사용되며, 반조절성 교합기 등이 많이 사용되어진다.

수행내용 교합기에 모형 부착

- 재료 · 자료

부착용 경석고(mounting stone) 또는 치과용 석고(plaster), 바세린, 스파튤라, 러버 보울, 마스크, 비닐장갑, 측정 용기

- 기기 · 장비

치기공 워크스테이션, 마이크로 모터, 교합기, 진공혼합기(vacuum mixer), 진동기(vibrator)

- 안전 · 유의사항

① 석고제품 혼합 시 고무장갑을 사용하고 마스크 및 작업복을 착용한다.

② 고속회전장비를 사용할 때 일정한 거리를 유지하고 주의하여 사용한다.

- 수행 순서

❶ 반조절성 교합기 또는 평균치식 교합기(face–bow를 이용하지 않는 경우)를 사용하여 임의부착(arbitrary mounting)하는 경우

1. 교합기 과두요소의 centric lock을 잠가 단순 개폐운동만이 가능하도록 한다.
   반조절성 교합기의 경우 수평과두유도각과 측방과두유도각을 0°로 조정한다.
2. 마운팅 플레이트를 교합기 상부구조와 하부구조에 각각 부착한다.
3. 교합기의 정해진 표준 높이로 절치 유도핀을 고정한다.
4. 절치유도판을 수평이 되도록 고정한다.
5. 모형의 기저면에 바셀린 등의 분리제를 도포한다.
6. 교합제에 교합기록이 채득된 record base를 상 · 하악모형에 정확하게 재위치시킨 후, 모형에 wax를 이용하여 고정시킨다.

7. 교합평면판 등의 기구가 있다면 교합평면판에 맞추어 상악을 먼저 부착하고 여기에 하악을 맞추어 부착한다. 그러나 교합평면판이 없다면 고무줄 등을 이용하여 교합기 고경의 중앙 부위에 교합평면이 위치될 수 있도록 한 후, 하악모형을 먼저 부착하고 난 후 상악모형을 부착한다(모형을 부착하기 전에 상하악 모형을 교합기 사이에 위치시켜서 부착 석고가 들어갈 공간이 있는지 확인해 보아야 한다. 만약 공간이 부족하다면 모형 저면의 두께를 조절하여야 한다).
8. 부착용 석고가 완전히 경화되면 중심(위)교합 기록을 위해 첨가되었던 왁스나 스태플이 깨끗하게 제거하고 교합기의 개폐운동이 가능하도록 한다.
9. 반조절성 교합기라면 수평과두유도각과 측방과두유도각을 평균치(수평과두유도각은 30°, 측방과두유도각은 15°)에 맞춘다. 이제 치아를 배열할 준비가 되었다.

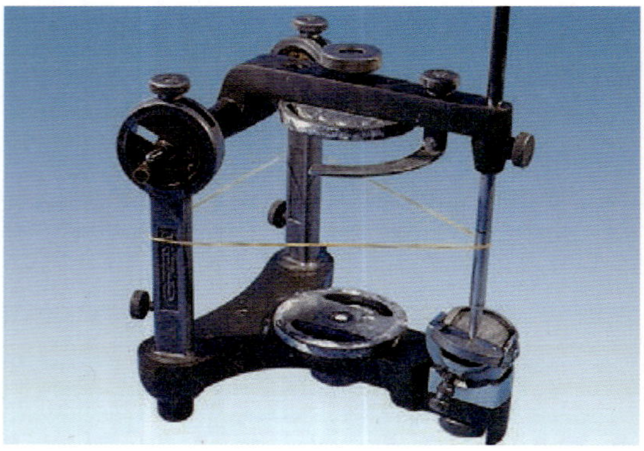

[그림 4-1] 고무줄로 교합평면 위치 결정

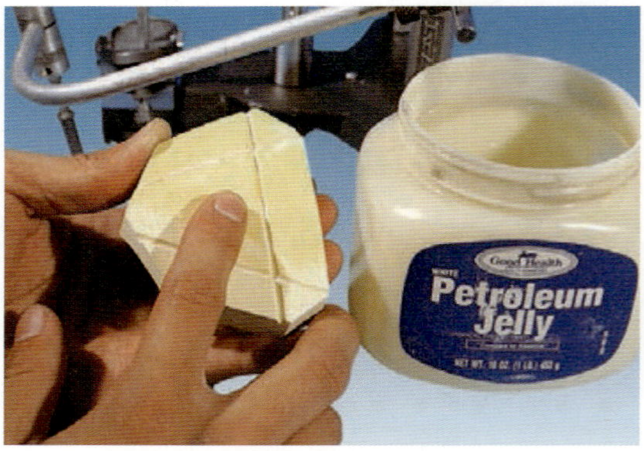

[그림 4-2] 모형 저면에 바셀린을 도포한다.

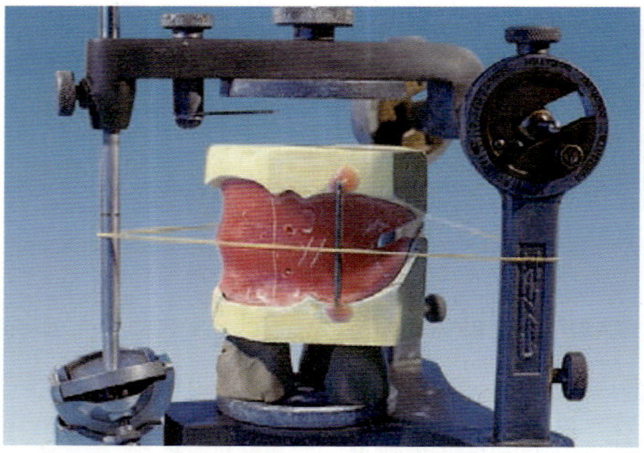

[그림 4-3] 모형의 교합평면을 고무줄에 맞춘다.

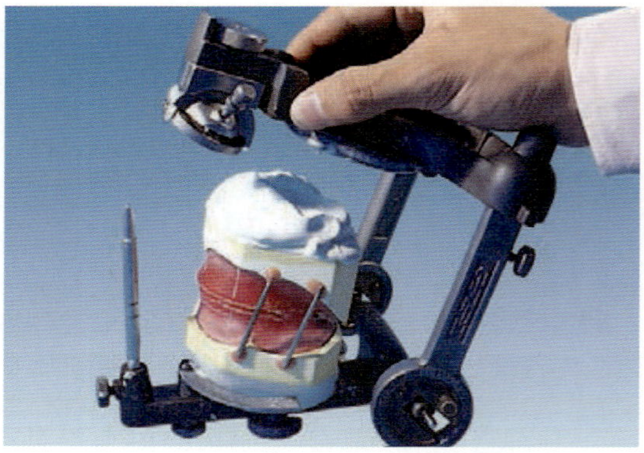

[그림 4-4] 석고로 상악모형 부착 후 하악모형 부착

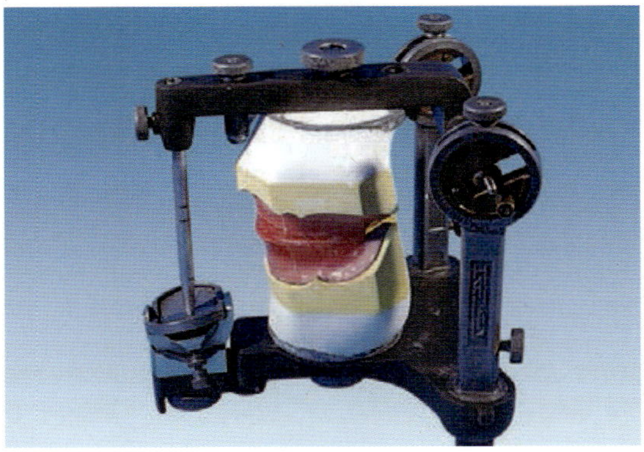

[그림 4–5] 석고로 부착한 부분을 마무리

❷ 반조절성 교합기 또는 평균치식 교합기(face–bow를 이용하는 경우)를 사용하여 부착하는 경우

1. 교합기 과두요소의 centric lock을 잠가 단순 개폐운동만이 가능하도록 한다.
2. 마운팅 플레이트를 교합기 상부구조와 하부구조에 각각 부착한다.
3. 교합기의 정해진 표준 높이로 절치 유도봉을 고정한다.
4. 수평과두유도각과 측방과두유도각을 0°로 조정한다.
5. 절치유도판을 수평이 되도록 고정한다.
6. 교합기록이 채득된 안궁을 교합기에 이전한다.
7. 모형의 기저면에 분리제(바셀린)를 도포한다.
8. 상악모형을 안궁의 포크에 고정된 상악기초상에 위치시키고 고정시킨다.
9. 상악모형을 교합기 상부 마운팅 플레이트에 석고반죽으로 부착한다.
10. 상악 경화 후 안궁을 제거하고 하악 교합제가 장착된 하악모형을 상악에 고정시킨 후 교합기의 하부구조가 위를 향하도록 돌린 후 하악모형을 교합기 하부 마운팅 플레이트에 석고반죽으로 부착한다.
11. 부착용 석고가 완전히 경화되면 중심(위)교합 기록을 의해 첨가되었던 왁스나 스태플이 깨끗하게 제거하고 교합기의 개폐운동이 가능하도록 한다.
12. 수평과두유도각과 측방과두유도각을 평균치에 맞춰 조정하거나 채득된 교합기록을 이용하여 조정한다. 이제 치아를 배열할 준비가 되었다.

학습 4 교수 · 학습 방법

교수방법

- 총의치 제작을 위해 중심악관계와 교합고경 등이 결정된 기초상이 장착된 주모형을 교합기에 장착하는 것에 관한 관계 지식을 학습하였는지를 확인하고 수업을 진행한다.
- 총의치 제작에 있어서 중심악관계의 설정 및 교합기와 안궁의 사용 목적에 관한 관계 지식을 학습하였는지를 확인하고 수업을 진행한다.
- 교합제 순면에 표시되는 기준선의 종류와 의미에 대해 학습하였는지를 확인하고 수업을 진행한다.
- 교합기록이 채득된 기초상이 장착된 모형을 교합기에 부착하는 방법을 이해하기 쉽도록 설명하며 시연(demonstration)한다.
- 실습과정이 원활히 진행되고 모든 학생이 제작과정을 잘 수행할 수 있도록 조력자의 역할을 수행한다.
- 제작 후 학생과의 일대일 대면 점검을 통해 실습물을 점검하고 수정 또는 재작업토록 피드백하여 제작과정에 대한 명확한 이해를 돕는다.

학습방법

- 교합기와 안궁의 사용 목적을 이해하고, 총의치 제작을 위한 모형을 교합기에 부착하는 지침 및 방법과 관계지식을 학습해야 한다.
- 재료, 기구 및 장비 사용에 대한 지침을 확인하고 안전 및 유의사항을 확인한다.
- 단계별 수행 내용을 파악하고 수행 순서에 따라 실습에 참여하도록 한다.

학습 4 평가

평가준거

- 평가자는 학습자가 수행 준거 및 평가항목에 제시되어 있는 내용을 성공적으로 수행했는지를 평가해야 한다.
- 평가자는 다음 사항을 평가해야 한다.

학습내용	평가항목	성취수준		
		상	중	하
4. 교합기에 모형 부착하기	- 교합기 설명서에 따라 교합기의 구성요소를 조절하고 고정하여 모형부착을 위해 교합기를 준비할 수 있다.			
	- 치과로부터 송달된 기초상(record base)의 이상유무를 확인하고 상하악 모형에 장착한 후 고정할 수 있다.			
	- 교합기 부착방법(임의 부착, arbitrary mounting)에 따라 모형을 위치시키고 교합기록이 채득된 기초상이 장착된 모형을 석고제품을 사용하여 교합기에 부착할 수 있다.			

평가방법

- 필기시험

학습내용	평가내용	성취수준
4. 교합기에 모형 부착하기	- 교합기 설명서에 따라 교합기의 구성요소를 조절하고 고정하여 모형부착을 위해 교합기를 준비	1. 자율평가 2. 필기시험에 평가내용에 대한 문항을 출제하여 평가한다.
	- 치과로부터 송달된 기초상(record base)의 이상유무를 확인하고 상하악 모형에 장착한 후 고정	
	- 교합기 부착방법(임의 부착, arbitrary mounting)에 따라 모형을 위치시키고 교합기록이 채득된 기초상이 장착된 모형을 석고제품을 사용하여 교합기에 부착	

• 체크리스트를 통한 평가

학습내용	평가내용	성취수준		
		상	중	하
4. 교합기에 모형 부착하기	– 교합기 설명서에 따라 교합기의 구성요소를 조절하고 고정하여 모형부착을 위해 교합기를 준비할 수 있다.			
	– 치과로부터 송달된 기초상(record base)의 이상유무를 확인하고 상하악 모형에 장착한 후 고정할 수 있다.			
	– 교합기 부착방법(임의 부착, arbitrary mounting)에 따라 모형을 위치시키고 교합기록이 채득된 기초상이 장착된 모형을 석고제품을 사용하여 교합기에 부착할 수 있다.			

피드백

1. 필기시험
– 중간고사 및 기말고사의 종합 평가 결과 성취도가 절대평가기준으로 60% 미만인 학생들을 대상으로 추가적으로 재시험 및 보고서 제출기회를 부여한다.

2. 체크리스트 평가
– 수행결과가 10점 만점에 6점 미만인 학생들에게는 수정 및 재제작 후 평가한다.

교합기에 모형 부착하기 실습 점검 항목(학습자용)

평가항목		예	아니오	해당 없음
(1)	교합기 과두요소의 centric lock을 잠가 단순 개폐운동만이 가능하도록 한다. 반조절성 교합기의 경우 수평과두유도각과 측방과두유도각을 0°로 조정한다.			
(2)	마운팅 플레이트를 교합기 상부와 하부에 각각 부착한다.			
(3)	교합기의 정해진 표준 높이로 절치 유도핀을 고정한다.			
(4)	절치유도판을 수평이 되도록 고정한다.			
(5)	모형의 기저면에 바셀린(분리제)을 도포한다.			
(6)	교합제에 교합기록이 채득된 record base를 상·하악모형에 정확하게 재위치시킨 후, 왁스를 이용하여 모형에 고정시킨다.			
(7)	고무줄 등을 이용하여 교합기 고경의 중앙 부위에 교합평면이 위치될 수 있도록 한 후, 하악모형을 먼저 부착하고 난후 상악모형을 부착한다.			
(8)	부착용 석고가 완전히 경화되면 중심(위)교합 기록을 위해 첨가되었던 왁스나 스태플이 깨끗하게 제거하고 교합기의 개폐운동이 가능하도록 한다.			
(9)	반조절성 교합기라면 수평과두유도각과 측방과두유도각을 평균치(수평과두유도각은 30°, 측방과두유도각은 15°)로 조정한다.			
총평	성취수준	달성정도		
	4. 감독을 받지 않고 혼자서 문제를 해결하면서 이 기술을 수행할 수 있다.			
	3. 다른 사람의 도움이나 감독을 받지 않고 만족하게 할 수 있다.			
	2. 약간의 도움이나 감독을 받으면서 만족할만큼 할 수 있다.			
	1. 상당한 도움이나 감독을 받으며 일부만 만족하게 할 수 있다.			

평가자(학생) 서명: ____________________ 평가날짜: ________________

확인자(교수) 서명: ____________________ 평가날짜: ________________

성취수준: 위 모든 항목에 대해 '예'나 '해당 없음'에 표시되어야 합니다. 만약 '아니오'에 표시되었다면 해당 교과목의 교수와 상의하여 어떤 부분이 약한지를 확인하고, 어떤 추가 활동이 필요한지 지도를 받기 바랍니다.

실습 일지(교합기에 모형 부착하기)

<table>
<tr><td>교과목명</td><td colspan="2"></td><td>작성일자</td><td colspan="3">년 월 일</td></tr>
<tr><td>담당교수</td><td colspan="2"></td><td>학번</td><td></td><td>성명</td><td></td></tr>
<tr><td rowspan="2">실습 내용</td><td>학습한 내용 (주요내용)</td><td colspan="5">이 단원을 학습하면서 알게 된 주요 내용을 작성해 보세요.</td></tr>
<tr><td>수행한 내용 (주요내용)</td><td colspan="5">이 단원 실습에서 본인이 직접 수행한 내용을 작성해 보세요.</td></tr>
</table>

실습 일지(교합기에 모형 부착하기)

<table>
<tr><td colspan="2">수행 내용 관련 사진</td></tr>
<tr><td>본인이 수행한 작업 관련
사진을 붙이세요.</td><td>본인이 수행한 작업 관련
사진을 붙이세요.</td></tr>
<tr><td>자가 평가</td><td>본인이 수행한 작업 중 어떤 부분이 잘되었는지 또는 어떤 부분이 안되었는지 그 이유를 생각해서 작성해 보세요.</td></tr>
<tr><td colspan="2">자가 평가 관련 사진</td></tr>
<tr><td>본인이 수행한 작업 중 피드백이
필요한 부분을 촬영한
사진을 붙이세요.</td><td>본인이 수행한 작업 중 피드백이
필요한 부분을 촬영한
사진을 붙이세요.</td></tr>
</table>

학습 1	개인트레이 제작하기(06111206_14v1.1)
학습 2	작업모형 제작하기(06111206_14v1.2)
학습 3	기초상 및 교합제 형성(06111206_14v1.3)
학습 4	교합기에 모형 부착하기(06111206_14v1.4)
학습 5	**인공치 선택하고 배열하기** (06111206_14v1.5)
학습 6	선택삭제 시행하기(06111206_14v1.6)
학습 7	의치상 조각하기(06111206_14v1.7)
학습 8	의치 온성하기 (06111206_14v1.8) (06111206_14v1.9) (06111206_14v1.10) (06111206_14v1.11) (06111206_14v1.12)
학습 9	레진상 의치를 마무리 및 연마하기(06111206_14v1.13)
학습 10	인공치 및 의치상 수리하기(06111206_14v1.14)
학습 11	의치상 첨상 및 개상하기(06111206_14v1.15)

5-1. 인공치 선택

학습목표	• 이 학습을 마친 학습자는 인공치의 형태와 색상에 대해 이해하고 총의치 제작을 위해 인공치를 선택할 수 있다. • 이 학습을 마친 학습자는 인공치를 선택할 수 있으며, 이에 대해 의뢰인과 대화하고 설명할 수 있다.

필요지식

인공치(artificial teeth) 결손된 치아의 보철을 위해 자연치 대용으로 사용되어 치열의 형태 및 기능을 회복시키는 역할을 하는 인공치관

1. 인공치의 종류

인공치는 재질에 따라 도치(porcelain teeth 혹은 ceramic teeth)와 수지치(resin teeth)로 분류할 수 있는데 요즘은 거의 수지치를 사용하고 있다.

인공치가 도치이건 수지치건 인공치의 공급은 전치부(anterior teeth)와 구치부(posterior teeth)로 나뉘어져 공급이 이루어진다.

총의치는 의치상과 인공치로 구성되는데 과거에 도치를 사용했을 때에는 인공치가 의치상에서 유지되는 기전이 도치에 있는 유지정(retentive pin)에 의한 기계적 결합이었으나 수지치인 경우에는 의치상과 화학적인 결합이 이루어지므로 유지부가 별도로 형성되어 있지 않다.

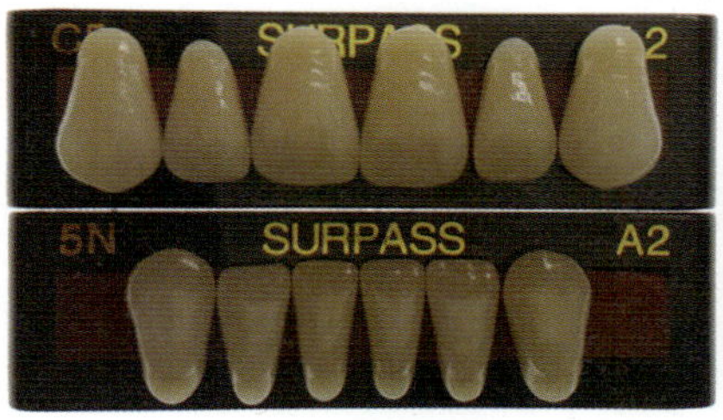

[그림 5-1] 전치부 인공치

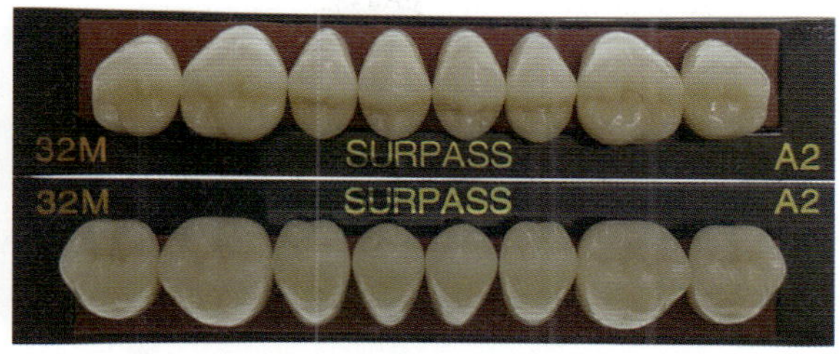

[그림 5-2] 구치부 인공치

2. 전치부 인공치의 공급과 선택

전치부 인공치는 안모의 형태, 성격, 연령, 인종(피부색, 두발색), 성별에 따라 형태, 크기, 색조 등이 달라진다. 전치의 공급 및 선택은 심미적인 요소가 영향을 미치며, 이는 상악 전치가 주체가 된다. 하악 전치의 공급 및 선택은 상악 전치와 조화를 이루도록 공급되고 선택되어야 한다. 선택에 있어 가장 좋은 방법은 자연치에 맞추는 것이며, 자연치가 없을 경우에는 발치 전의 다양한 기록(사진 등)을 참고하는 것이 좋다.

1) 형태(mould)

(1) 안면형태에 따른 분류

① square tooth mould

② tapering(triangular) tooth mould

③ ovoid(oval) tooth mould

이 외에 이들 형태를 혼합한 combination type 등을 들 수 있다.

2) 크기(size)

(1) 일반적으로 전치부의 크기는 6전치의 전체 폭경으로 표시하며, 전치부 제품(6전치 1조)의 크기 표시는 6전치 전체폭경, 중절치의 길이, 중절치의 폭 등이 표기되어 있다.

※ 한국 성인 상악 6전치의 평균폭-남자:48.34±2.15mm, 여자 47.24±2.25mm

(2) 선택은 치과의사가 교합제에 기록한 참고선을 기준으로 선택하는 것이 바람직하다.-일반적으로 구각이 상악 견치의 원심과 일치하며, 비익에서 수직으로 내려온 선이 상악 견치정을 통과한다.

(3) 치관부의 길이는 상순선과 하순선을 참고하여 결정

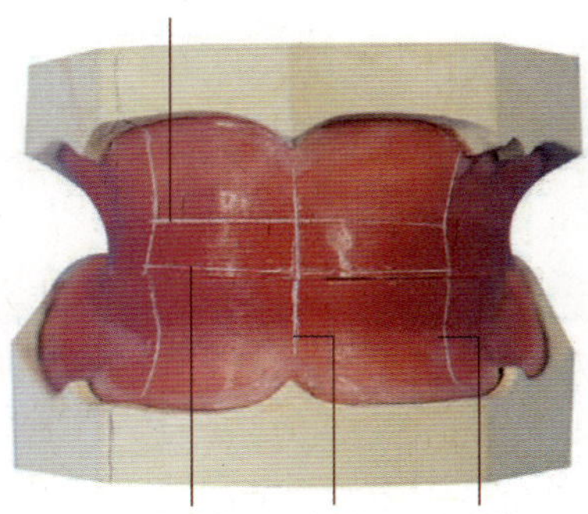

[그림 5-3] 교합제 순면에 표시된 참고선

> ☞ 알아 두세요.
> 상순선-근기능에 의해 들어 올려질 수 있는 상순 하연의 가장 높은 높이
> 하순선-웃는 동안 하순 상연의 가장 낮은 위치, 또는 안정위 상태에서 상순 하연의 가장 낮은 위치

3) 색조(shade)

(1) 색조의 선택-제조회사에 따라 색조 기준과 표기를 다르게 하고 있어 연령, 인종(피부색, 두발색)에 따라 제조회사에서 권장하는 색도 표본(shade guide)을 이용하는 것이 좋다.

3. 구치부 인공치의 공급과 선택

구치부 인공치는 저작과 관련되어 의치의 안정 및 저작능률을 고려하여 제작 · 공급되고 있으며 환자 무치악제의 상태, 상하악 대합관계, 교합 양식 등을 고려하여 의치의 안정과 저작효율을 높일 수 있는 치아를 선택하여야 한다

1) 형태(mould)

일반적으로 교두경사각(하악협측교두의 내측 경사면과 수평면이 이루는 각도)을 기준으로 분류

(1) 해부학적 인공치(anatomic teeth)-30° 혹은 33° 구치

① 자연치의 표준적인 형태 모방

② 선택삭제(selective grinding)를 통한 의치의 안정성 제고

③ 양측성 균형교합을 형성하는데 최적의 조건 부여

④ lingualized occlusion으로 인공치 배열 시 상악구치부에 사용

(2) 반해부학적 인공치(semi-anatomic teeth)-20° 구치

① 의치에 가해지는 수평적인 힘의 분산에 양호

② lingualized occlusion으로 교합수복 시 하악구치부에 적용

(3) 비해부학적 인공치(non-anatomic teeth)-0° 구치

① 교두경사면이 없고 약간의 groove만 존재

2) 크기(size)

(1) 교합압의 부담을 줄여주기 위해 자연치에 비해 크기가 약간 작은 것이 특징
(2) 편측 구치부의 근원심폭경으로 표기되거나 혹은 L(large), M(midium), S(small)로 표기
(3) 전치부와 치조제에 있어서 치아배열이 가능한 부위(하악–후구치 삼각의 전연까지, 상악–상악결절의 전연까지)를 고려하여 선택
(4) 구치부 인공치관의 길이는 상하악 치조정 사이의 거리(교합고경)를 고려하여 선택

3) 색조(shade)

전치부와 조화를 이루도록 선택

수행내용 인공치 선택하기

• 재료 · 자료

인공치 세트

• 기기 · 장비

총의치 제작을 위해 교합기록이 채득된 기초상과 모형이 부착된 교합기

• 안전 · 유의사항

① 실습실에서 교합기를 다룰 때에는 작업복을 착용한 상태에서 다룬다.
② 인공치 세트에서 개개 인공치가 떨어져 나가 분실되지 않도록 주의를 기울인다.

• 수행 순서

환자의 구강에 대한 정확한 측정과 기록들을 확보하는 것은 치과의사의 중요한 책임이라고 할 수 있다. 치과의사가 인공치를 선택하지 않았다면 치과기공사가 적절한 기준에 따라 인공치를 선택하여야 한다. 여기에서는 치아배열방법으로 상악법을 선택할 예정이므로 상악 전치 및 구치를 선택하는 방법에 대해 서술하기로 한다. 상악 전치부와 상악 구치부를 선택하게 되면 하악 전치부와 구치부는 선택한 상악 치아와 조화를 이루도록 공급되는 형태와 크기 및 색상번호를 가진 치아를 선택하면 된다.

❶ 전치부 선택하기

먼저 악궁의 형태에 따라 인공치 전치부의 형태를 결정한다. 전치부 인공치는 6전치의 근원심 폭경과 중절치 치관의 길이가 제공된다. 따라서 교합제에 상순선과 구각선이 표시되어 있다면 이를 기준으로 하여 상악 전치부 인공치를 선택한다. 만약 상순선과 구각선이 표시되어 있지 않다면 6전치의 폭경을 선택하는 것이 우선이므로 절치유두 후단을 지나는 수평선을 랜드 좌우측 부위에 표시해 놓고 이 부위에 해당하는 교합제 좌우측 부위에 표시를 한 후 좌측 표시부부터 우측 표시부까지 교합제 순측 둘레의 길이를 측정하여 전치부 인공치의 근원심 폭경을 결정한다.

이렇게 해서 상악 전치부 인공치를 선택했다면, 이 상악 전치부와 조화를 이루도록 공급되는 하악 전치부를 선택한다.

❷ 구치부 선택하기

먼저 악궁의 해부학적 상태나 교합 양식에 따라 인공치 구치부 형태를 결정한다. 상악전치부를 배열하고 난 후 견치의 원심으로부터 상악결절의 전연이나 구절흔 전방 10mm 부위를 표시한 곳까지 길이를 측정하여 이 길이에 해당하는 구치부 편측 근원심 폭경을 가진 인공치를 선택한다. 또는 하악 전치부를 배열한 후 하악 견치의 원심으로부터 후구치삼각의 기시부까지 길이를 측정하여 이 길이에 해당하는 구치부 편측 근원심 폭경을 가진 인공치를 선택한다. 대합되는 구치는 상악 또는 하악 구치부와 조화를 이루도록 공급되는 상악 또는 하악 구치부를 선택한다.

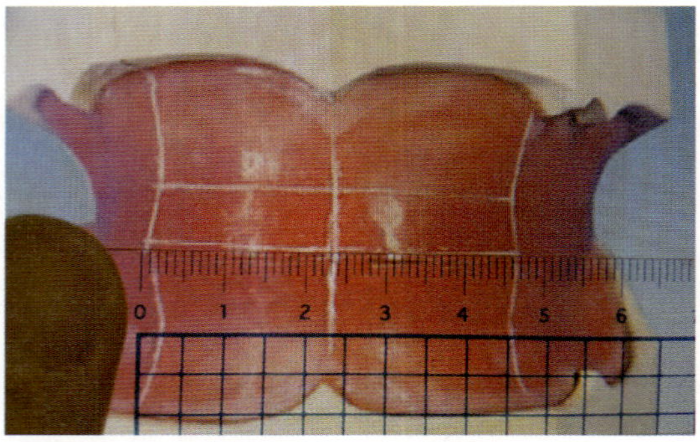

[그림 5-4] 상악 전치부 근원심 폭경 결정

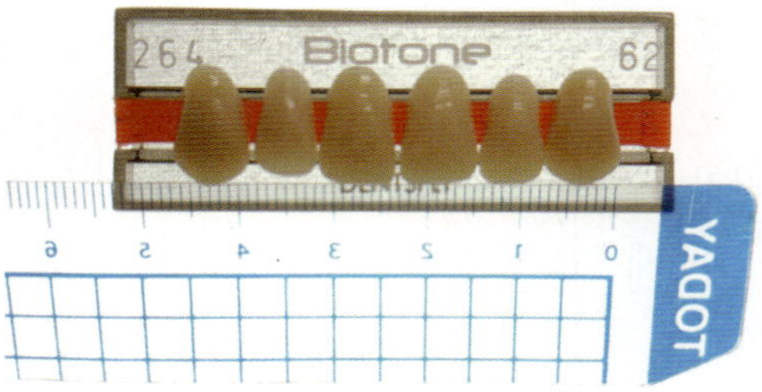

[그림 5-5] 전치부 인공치의 선택

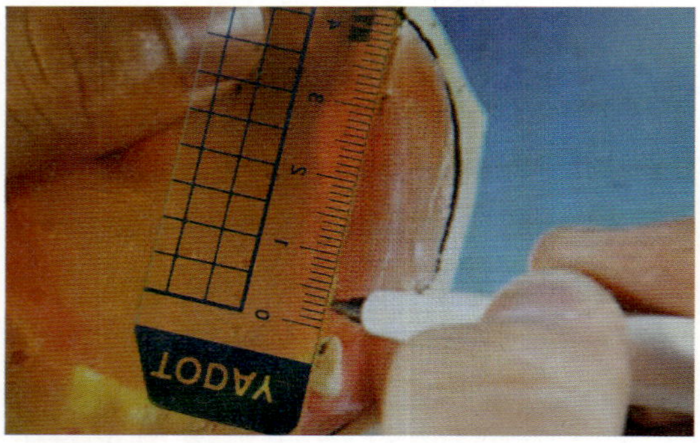

[그림 5-6] 하악 구치부 근원심 폭경 결정

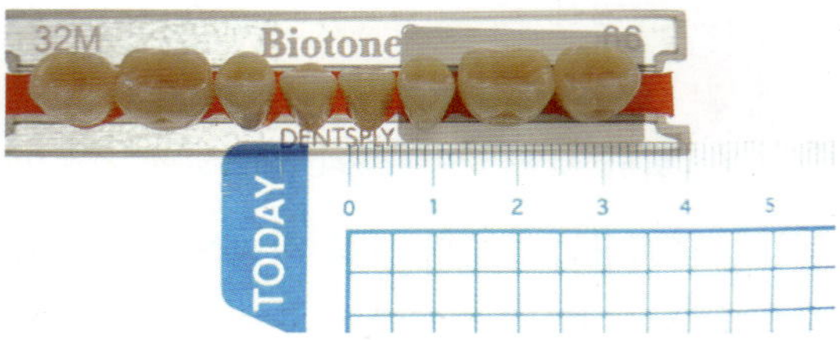

[그림 5-7] 구치부 인공치의 선택

5-2. 인공치 배열

학습목표	• 이 학습을 마친 학습자는 총의치 제작을 위해 균형교합을 이루도록 인공치를 배열할 수 있다. • 이 학습을 마친 학습자는 총의치 제작을 위해 균형교합을 이루도록인공치를 배열할 수 있으며, 이에 대해 의뢰인과 대화하고 설명할 수 있다.

필요지식

총의치 치아배열, 완전 균형 교합

최종 치은형성과 온성 전에 교합고경, 심미성, 발음 및 올바른 중심악관계를 확인할 목적으로 시적의치상의 교합제에 어떤 교두형태를 가진 인공치를 사용하여 악궁간, 치아간 완전균형교합을 이루도록 인공치를 선택하고 배열하는 과정

■ 인공치 배열의 기본 원칙

인공치 배열은 총의치의 성패를 좌우하는 중요한 조작으로 **전치부에서는 심미성과 발음기능의 회복이, 구치부에서는 저작기능의 회복**이 이루어져야 한다. 이러한 중요성으로 인공치를 배열할 때 **배열의 기본원칙**들이 잘 지켜져야 한다.

① 전치배열은 잔존치조제보다 약간 순측에 배열하는 것이 자연치아의 위치에 근접

② 구치부는 안정성을 가질 수 있도록 배열하며, 특히 하악의 경우에는 하악치조제 정상이나 약간 설측에 배열

③ 양측성 균형교합의 형성

④ 교합력이 치조정간선에 일치하게 작용하도록 배열

⑤ 치궁의 넓이는 볼 및 혀의 운동을 방해하지 않도록 배열

⑥ 안모가 회복되어 자연감을 주는 배열

총의치 환자의 기능회복을 위해서는 인공치를 원래 자연치가 있었던 위치에 배열하는 것이 가장 좋으므로 환자의 무치악제의 상태에 따라 형성되고 점검된 record base 상의 **교합제가 가장 중요한 지침**이 된다.

1. 인공치의 배열순서

1) 첫 번째 방법-일명 Gysi법이라고도 한다.

(1) 상악 편측의 중절치, 측절치, 견치의 순으로 배열하고 나머지 편측도 동일하게 배열한다.

(2) 상악 편측 구치부를 제1소구치, 제2소구치, 제1대구치, 제2대구치의 순으로 배열하고 나머지 편측도 동일하게 배열한다.

(3) 하악 제1소구치를 제외한 하악 편측 구치부를 제1대구치, 제2대구치, 제2소구치의 순으로 배열하고 나머지 편측도 동일하게 배열한다.

(4) 상악 전치부 순서와 같이 하악 전치부를 배열한다.

(5) 하악 제1소구치를 마지막으로 배열한다.

2) 두 번째 방법

(1) 상악 전치부 인공치를 두 개의 중절치를 먼저 배열하고 두 개의 측절치, 두 개의 견치의 순서대로 짝을 맞춰 배열한다.

(2) 나머지 치아들의 배열은 첫 번째 방법의 (2)부터 (5)까지의 순서를 따른다. 하악 전치부 역시 상악 전치부처럼 순서대로 짝을 맞춰 배열한다.

3) 세 번째 방법 – 일명 상악법이라고도 한다.

(1) 먼저 상악 전치부를 배열한다.

(2) 다음에 하악 전치부를 배열한다.

(3) 그다음에 상악 구치부를 배열한다.

(4) 하악 구치부를 마지막으로 배열하는데 위의 두 방법과 동일한 순서로 하악 구치부를 배열한다.

2. 인공치 배열 전 처리 및 주의사항

1) 교합제의 재점검

2) 기준선 및 치조정선의 재점검 – 변연부 land 부위에 연장하여 표시하고 교합제에도 표시

3) 인공치에 부착된 soft wax의 제거

4) 교합고경의 유지

(1) 전치부 배열시 –

(2) 구치부 배열시 –

5) 배열을 위한 교합제의 wax 제거 시 기준선이 손실되지 않도록 유의

6) 인공치는 하나씩 심는 것이 바람직

7) 인공치에 wax가 묻지 않도록 주의

8) 인공치간 접촉이 긴밀하고 변연융선이 동일한 높이가 되도록 배열

9) 모형과 record base, 교합기의 관계가 정확하게 유지되도록 고정

10) record base가 치아 배열에 장애가 될 경우에는 해당 부위를 적절히 제거

수행내용 1. 상악 전치부 인공치 배열하기

• 재료 · 자료

전치부 인공치, 덴춰 버, #6 라운드 버, 베이스 플레이트 왁스, 마스크

• 기기 · 장비

치기공 워크스테이션, 마이크로 모터 세트, 교합기, 왁스 포트

• 안전 · 유의사항

① 용융된 왁스를 사용할 때에는 마스크 및 작업복을 착용한다.

② 고속회전장비를 사용할 때 일정한 거리를 유지하고 주의하여 사용한다.

③ 인공치를 삭제할 경우에는 손으로부터 인공치가 튕겨 나가 잃어버리지 않도록 주의한다.

• 수행 순서

상악 전치를 배열할 때 고려사항은 다음과 같다.

① 상악전치의 자연스런 전후방 위치관계

가장 중요한 고려사항은 전치의 전후적 위치로 치아의 발거 후 무치악제의 상태변화를 고려하여 본래 자연치가 있었던 위치에 배열해 주어야 한다(그림 5–8).

상악 중절치의 전방위치를 결정하는 유용한 지침–상악 중절치와 절치유두 사이의 관계로 절치유두의 중심으로부터 중절치 순면까지의 거리로 결정

(가) 정방형(square)악궁–5mm (나) 난원형(ovoid)악궁–6mm

(다) 첨형(tapered)악궁–7mm

※ 자연치열에서는 평균적으로 8~10mm이지만 총의치에서는 6~7mm가 되도록 설정

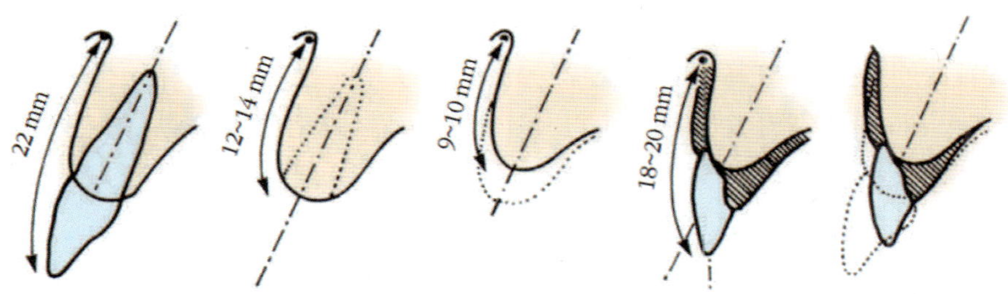

[그림 5–8] 치조의 흡수와 상악 전치부 배열의 관계

② 악궁형태와 치열의 관계–치열은 악궁의 형태와 밀접한 관련

(가) 정방형(square) 악궁의 치열

(나) 첨형(square tapering) 악궁의 치열

(다) 정방첨형(tapering) 악궁의 치열

(라) 난원형(ovoid) 악궁의 치열

③ 개성적 배열–개성적 배열에 영향을 주는 요소

(가) 온화함과 씩씩함(softness and vigor)

(나) 비대칭(asymmetry)

(다) 전치사이의 간격(spacing)

(라) 밀집과 겹침 혹은 중첩(crowding and lapping)

(마) 선택삭제(selective grinding)

④ 전치배열시 점검사항은 ①전치의 전후 위치 ②근원심경사도(angulation) ③ 순설경사도(inclination) ④ 교합평면에 대한 절단의 위치 ⑤ 장축회전각(rotation) 등이 있다[그림 5-9, 10].

❶ 상악 전치부 배열하기

1) 상악 중절치[그림 5-11]

(1) 순면관–근심면을 정중선에 접촉시키고 장축의 치경부를 약간 원심경사시킨다. 절단면이 평면에 접촉되고 평면과 평행하도록 한다.

(2) 측면관–치경부는 약간 들어가게 하나 순면은 교합평면과 거의 수직이 되도록 교합기의 외면에 일치시킨다.

(3) 절단면관–교합제의 순면윤곽에 일치시킨다.

2) 상악 측절치[그림 5-12]

(1) 순면관–근심면은 중절치 원심면에 접촉시키고 장축의 치경부를 중절치보다 더 많이 원심경사시킨다. 절단면이 평면에서 상방으로 0.5-1mm 가량 띄우고 평면과 평행하도록 한다.

(2) 측면관–치경부는 중절치보다 더 들어가게 하나 순면은 중절치와 같은 선상에 있도록 교합제의 외면에 일치시킨다.

(3) 절단면관–교합제의 순면윤곽에 일치시키는데, 원심절단연이 중절치보다 더욱 설측으로 회전시킨다.

3) 상악 견치[그림 5-13]

(1) 순면관–근심면은 측절치 원심면에 접촉시키고 장축은 약간 원심경사시킨다. 첨두가 평면에 접촉하도록 한다.

(2) 측면관–장축이 교합평면과 수직을 이루도록 한다.

(3) 절단면관–교합제의 순면윤곽에 일치시킨다. 절단연이 원심회전이 전치 중 가장 심하다.

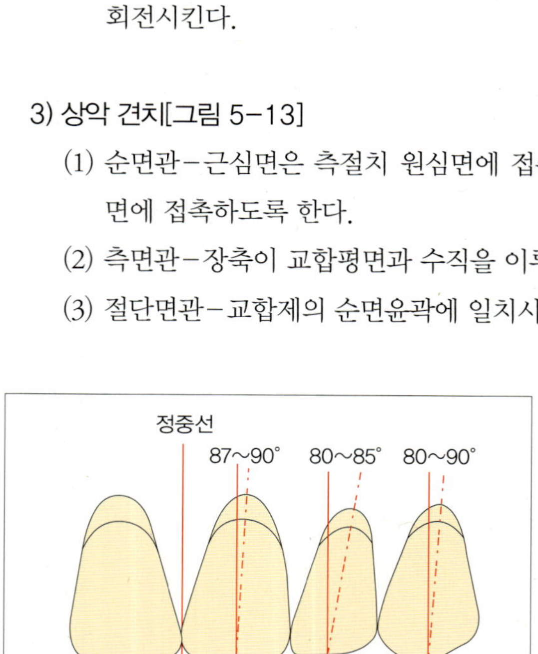

[그림 5-9] 상악 전치부 배열–순측에서 본 모습

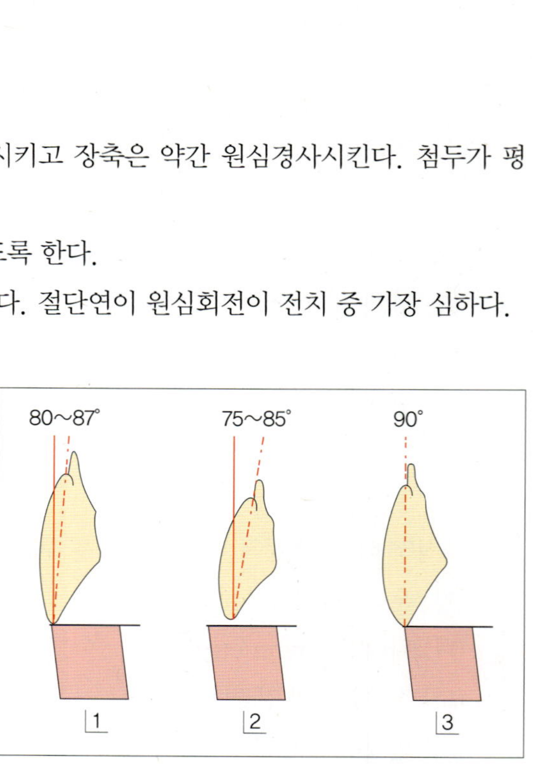

[그림 5-10] 상악 전치부 배열–원심측에서 본 모습

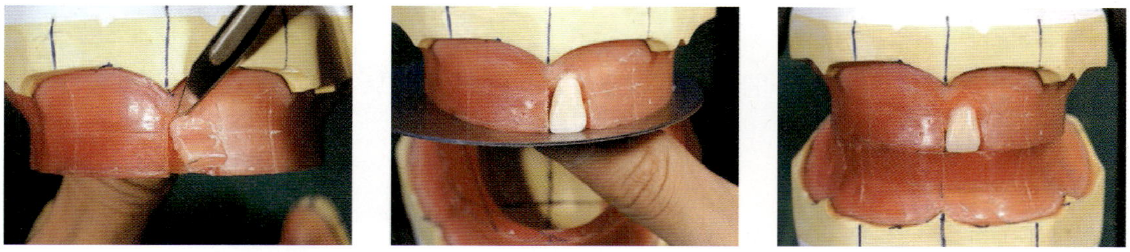

[그림 5–11] 상악 좌측 중절치 배열–왁스를 절취(a), 중절치의 위치설정(b) 왁스로 고정된(c) 모습

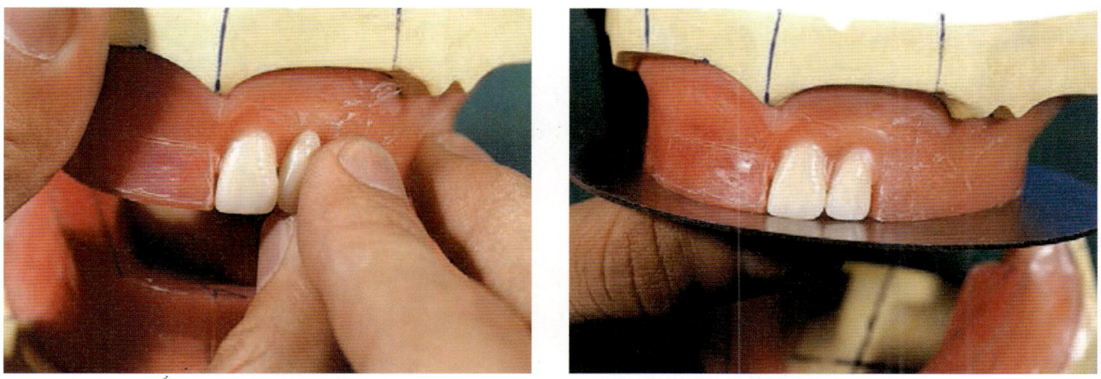

[그림 5–12] 상악 좌측 측절치 배열–연화된 왹스에 위치시키고(a), 왁스로 고정된(b) 모습

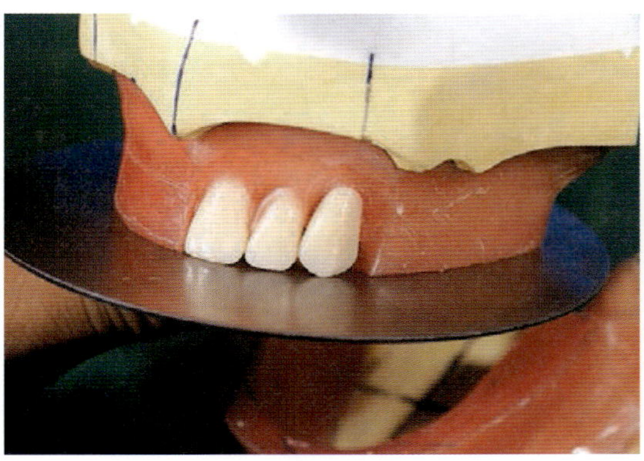

[그림 5–13] 상악 좌측 견치 배열

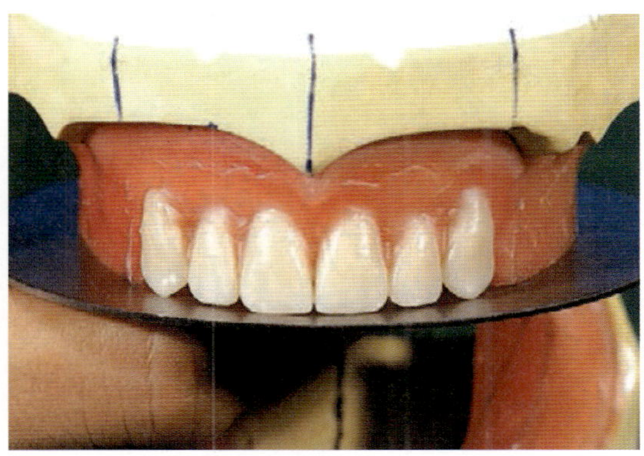

[그림 5–14] 같은 방법으로 우측도 배열한다.

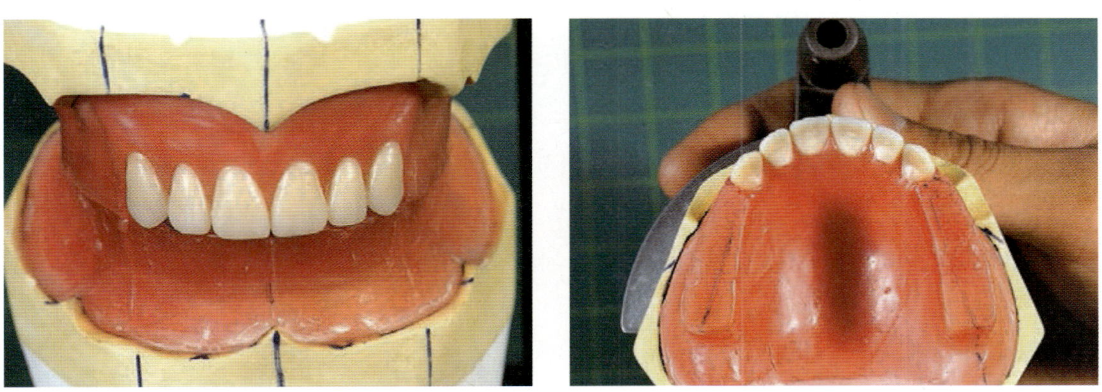

[그림 5–15] 상악 전치부 배열을 마친 모습–순측(a), 절단측(b)에서 본 모습

수행내용 2. 하악 전치부 인공치 배열하기

• 재료 · 자료

전치부 인공치, 덴춰 버, #6 라운드 버, 교합지, 베이스 플레이트 왁스, 마스크

• 기기 · 장비

치기공 워크스테이션, 마이크로 모터 세트, 교합기, 왁스 포트

• 안전 · 유의사항

① 용융된 왁스를 사용할 때에는 마스크 및 작업복을 착용한다.

② 고속회전장비를 사용할 때 일정한 거리를 유지하고 주의하여 사용한다.

③ 인공치를 삭제할 경우에는 손으로부터 인공치가 튕겨 나가 잃어버리지 않도록 주의한다.

• 수행 순서

하악 전치를 배열할 때 고려사항은 다음과 같다.

① 수평피개와 수직피개를 고려한다-심미와 발음에 영향을 미친다.

② 절치유도각의 크기를 고려한다-하악의 전방운동과 측방운동에 영향을 미친다.

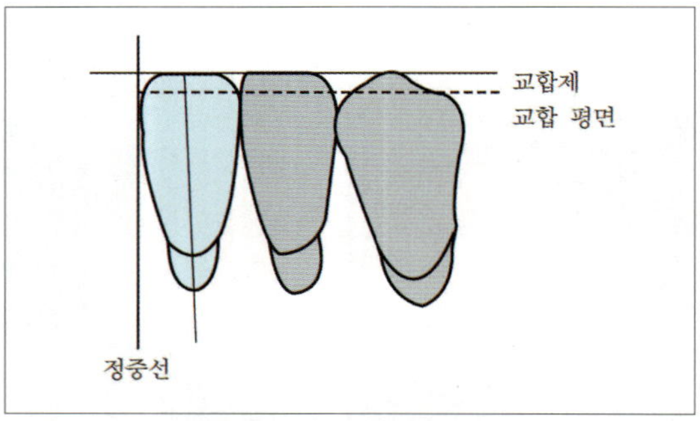

[그림 5-16] 하악 전치부의 순면관

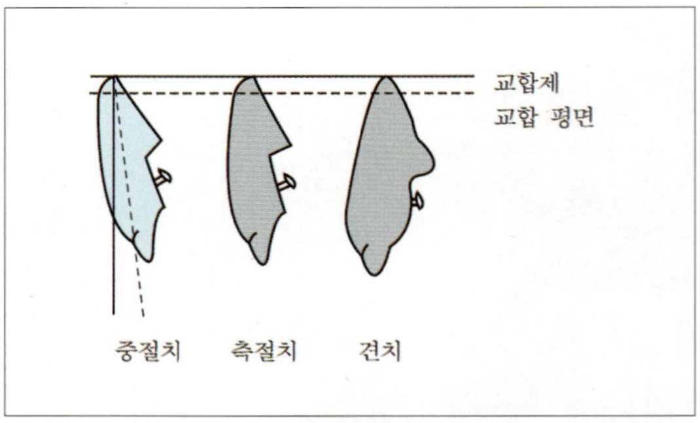

[그림 5-17] 하악 전치부의 측면관

❶ 하악 전치부 배열하기

1) 하악 중절치[그림 5-18]

(1) 순면관-근심면은 정중선에 접촉시키고 장축은 교합평면에 수직이 되도록 하고, 상악전치에 대해 수직피개를 부여한다.

(2) 측면관-장축을 거의 수직되게 하거나 치경부가 약간 설측으로 들어가게 하고, 상악전치에 대해 수평피개를 부여한다.

(3) 절단면관-상악 전치의 설면과 조화가 되도록 한다.

2) 하악 측절치[그림 5-19]

(1) 순면관-근심면은 중절치의 원심면에 접촉시키고 장축은 약간 원심으로 경사시키며 상악전치에 대해 수직피개를 부여한다.

(2) 측면관–장축을 거의 수직되게 하고, 상악전치에 대해 수평피개를 부여한다.

(3) 절단면관–상악 전치의 설면과 조화가 되도록 한다.

3) 하악견치[그림 5–19]

(1) 순면관–근심면은 측절치의 원심면에 접촉시키고 장축은 측절치보다 더욱 원심으로 경사시키며 상악전치에 대해 수직피개를 부여한다.

(2) 측면관–장축을 절단연 쪽이 설측으로 경사지도록 하고, 상악전치에 대해 수평피개를 부여한다.

(3) 절단면관–상악 전치의 설면과 조화가 되도록 한다.

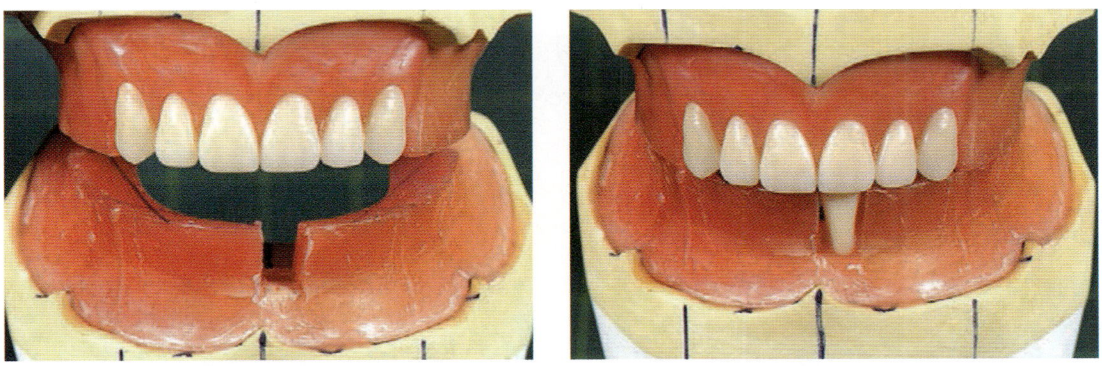

[그림 5–18] 하악 좌측 중절치 배열–왁스를 절취(a)하고, 경사각과 수평, 수직피개를 고려하여 배열(b)

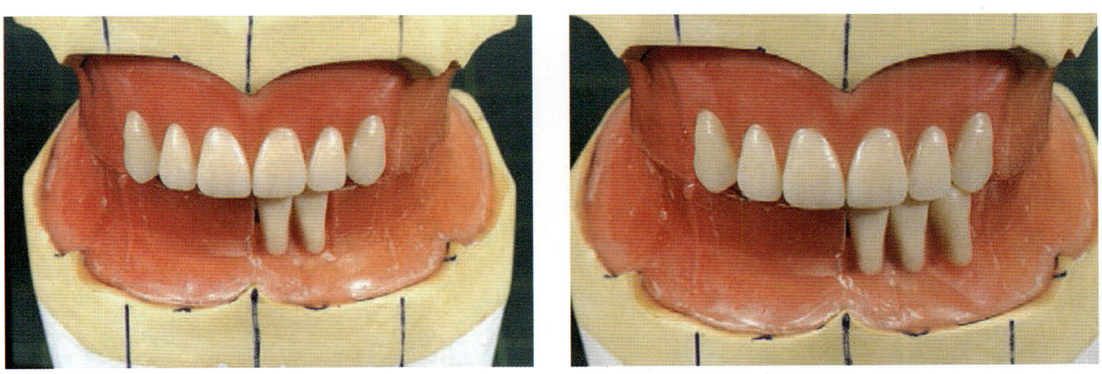

[그림 5–19] 하악 좌측 측절치 및 견치 배열–경사각과 수평, 수직피개를 고려하여 배열한다.

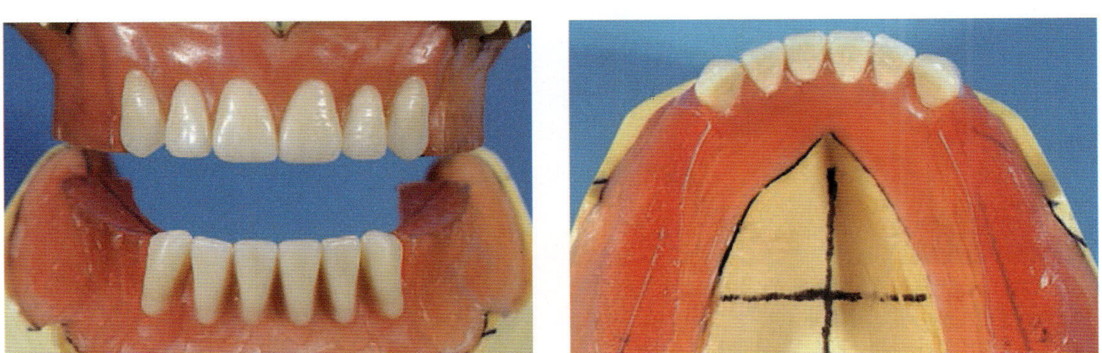

[그림 5–20] 하악 전치부 배열을 마친 모습–순측(a), 절단측(b)에서 본 모습

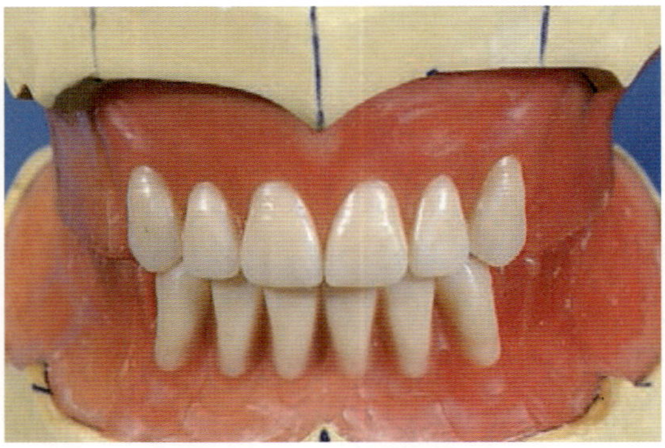

[그림 5-21] 하악 전치부 배열을 마친 모습-중심교합

❷ 전치부 교합 점검하기

1) 전방운동 시 edge-to-edge의 관계에서 상 · 하 절단연끼리의 접촉이 이루어져야 한다.
2) 측방운동 시 작업측 전치의 edge-to-edge의 관계에서 상 · 하 절단연끼리의 접촉이 이루어져야 한다.
3) 이 때 교합기의 절치유도봉 역시 절치유도판에 접촉되도록 하여야 한다.

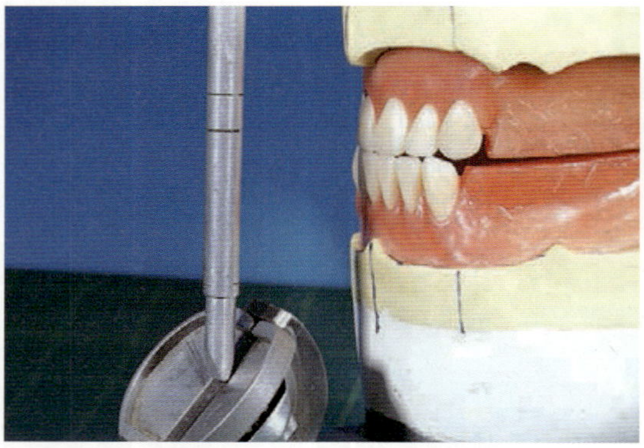

[그림 5-22] 전방운동 시 절단연의 접촉

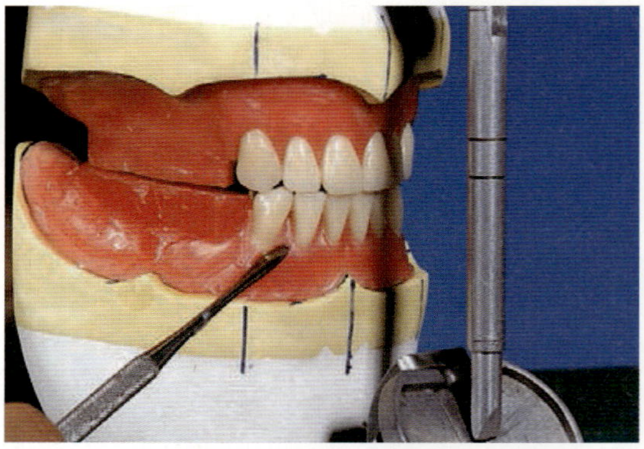

[그림 5-23] 측방운동 시 작업측 절단연이 접촉하지 않으면 하악전치의 수직피개량을 조절한다.

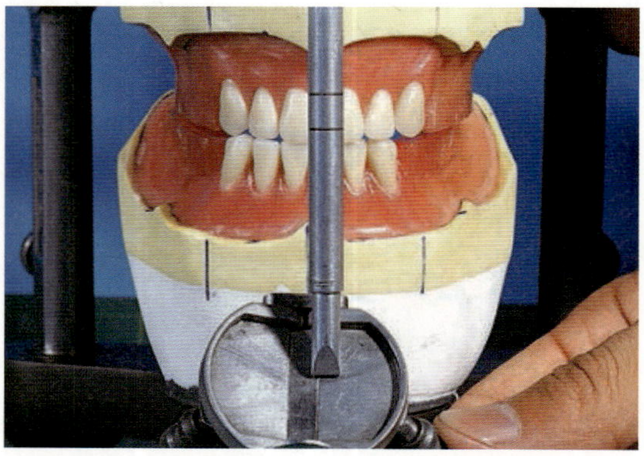

[그림 5-24] 측방운동 시 작업측 절단연이 접촉할 때 절치유도봉의 접촉관계도 확인한다.

필요지식 (구치부 배열)

구치 배열 시 고려사항은 다음과 같다.

구치 배열 시에는 ① 치조정간선 법칙 ② 균형교합의 형성 ③ 조절만곡의 부여 ④ 중립대의 설정을 고려하여야 한다.

1) 치조정간선 법칙

치조정간선은 상악치조정과 하악치조정을 연결한 선으로 총의치 제작 시 상하악 구치는 이 선에 맞추어 배열하는 것이 원칙이다.

(1) 목적–인공치에 가해지는 저작압의 방향이 원래 치아의 장축방향으로 향하게 되어 교합에 의한 의치의 유지 및 안정이 이루어 질 수 있다.

(2) 방법

① 소구치부: 상악 소구치의 중심구선이 상악 치조정선에 일치하도록 배열

② 대구치부: 상악 대구치 설측교두 내사면의 중앙부가 상악 치조정선에 일치하도록 배열

③ 치조정간선이 교합평면과 이루는 각도에 따라 배열이 달라질 수 있다.

(3) 이 법칙이 지켜지지 않으면 교합력이 의치에 작용했을 때 의치의 유지와 안정이 저하되고 의치파절의 원인이 되거나 의치상 하부조직에 문제가 발생할 수 있다.

2) 균형교합(Balanced occlusion)

(1) 정의–총의치에서의 균형교합은 중심악관계(C.O., 연하의치)에서 상하치아가 안정적으로 균일한 치아접촉을 이루고, 이 위치로부터 하악이 정상적인 기능을 수행하는 범주 내에서 다른 편심위로의 부드럽고 연속적인 양측성 활주를 의미한다.

(2) 형성 이유

교합 시 의치상 하부조직에 대해 의치의 안정성을 유지하는 데 목적이 있다.

(3) 총의치에서의 균형교합에서의 균형(평형)의 유형들

① 중심교합 균형

중심교합상태에서 상하악 구치부의 교합면이 안정적으로 균일한 치아접촉을 이루어야 한다. 또한 이 때 상하악 치아가 적절한 수평, 수직피개를 가지고 있어야 한다.

② 양측성교합 균형

편심교합 시에 작업측과 균형측 치아의 동시접촉으로 양쪽이 균형을 이루어야 한다.

③ 전방교합 균형

하악의 전방운동 시 양쪽 구치부와 전치부의 부드럽고 균일한 교합접촉이 이루어져야 한다.

④ 편측성 지렛대 균형

음식물이 한 쪽 편의 치아 사이에 있고 반대편의 치아사이에는 공간이 존재할 수 있는데 이 때에 의치상이 평형을 이루도록 하여야 한다. 이를 위해서는

a. 교합압이 치조정 또는 약간 설측을 향하도록 치아를 배열(치조정간선 법칙)

b. 인공치의 협설면이 약간 좁은 것이 좋다.

c. 치아를 치조제에 가깝게 위치시킨다.

d. 의치상이 가능한한 넓게 치조제를 피개하는 것이 좋다.

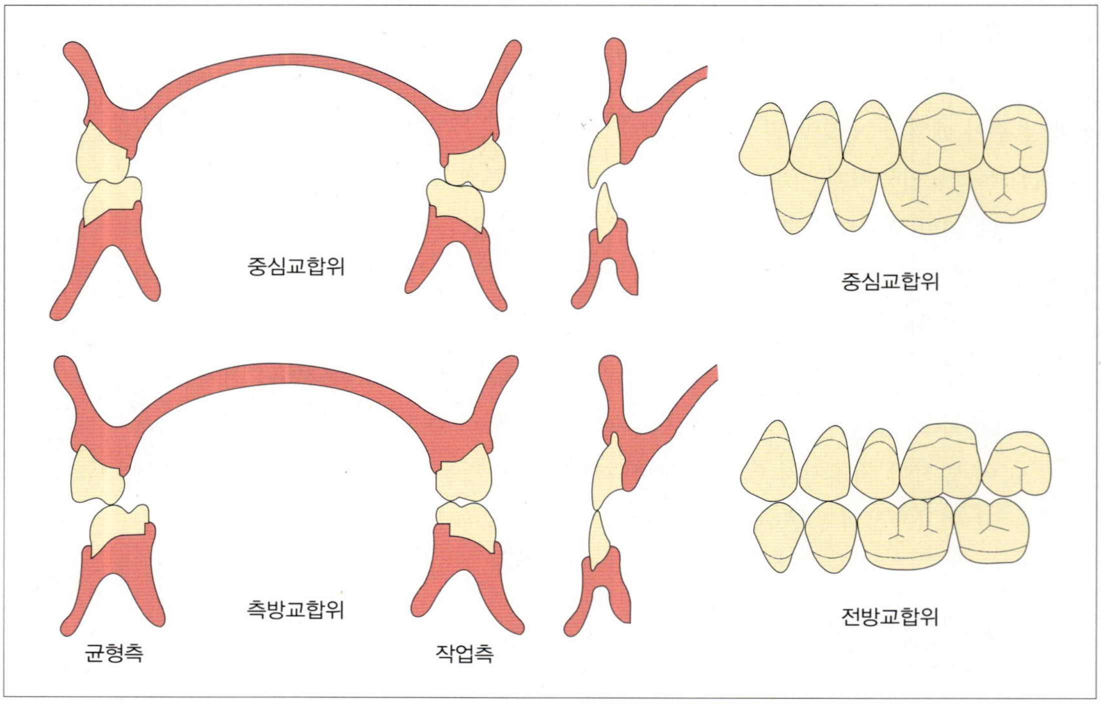

[그림 5-25] 양측성 균형교합의 형성

3) 조절만곡 또는 보상만곡(compensating curve)의 부여

교합평면이 수평면을 이룰 때 나타날 수 있는 Christensen 현상(시상 Christensen 현상, 측방 Christensen 현상)을 방지, 즉 의치의 균형(또는 평형)이 이루어지도록 구치의 배열 시 전후조절만곡과 측방조절만곡을 형성해 주어야 한다.

이는 자연치열에서의 Spee의 만곡과 Wilson의 만곡을 인공치 배열에 부여해 주는 것으로, 교합기 제조회사의 지시에 따라 인공치를 정해진 원칙에 따라 배열해 주면 조절만곡을 부여할 수 있다.

4) 중립대(Neutral zone)

입술이나 뺨과 혀 사이의 잠재 공간을 중립대라 하며, 치열은 이 공간사이에서 상반된 압력이 평형(균형)을 이루면서 제 위치에서 안정을 유지할 수 있다. 따라서 인공치열의 협설 또는 순설관계가 적절하게 이루어져야 하며, 치은의 외형도 이들 압력이 균형을 이루어 의치의 안정을 유지할 수 있도록 형성되어야 한다.

상악 구치를 배열할 때 고려사항은 아래와 같다.

1) 조절만곡의 부여(그림 5-26)

33° 구치의 경우 제2소구치 협측교두로부터 제2대구치 원심협측교두를 연결한 직선은 교합평면과 약 6°의 경사를 보이게 된다.

2) 치열궁 만곡(그림 5-27)

교합면측에서 보았을 때 견치의 순면 융선, 소구치의 협면융선, 제1대구치 근심협측교두의 협면융선이 하나의 일직선에 오도록 배열하고, 제1대구치 근심협측교두의 협면융선으로부터 제2대구치 원심협측교두의 협면융선까지 또 하나의 일직선 상에 오도록 배열-이 두직선상의 각도는 약 6°를 이루나 개인차가 있음

3) 구치사이의 간격부여(그림 5-27)

상악 견치의 원심과 제1소구치 근심사이에 하악소구치의 배열과 resin의 전입과 온성 시 압력의 완충을 위해 0.5mm의 간격을 부여

4) 교합평면

구치부 교합평면은 좌우가 대칭이면서도 동일평면상에 있어야 한다.

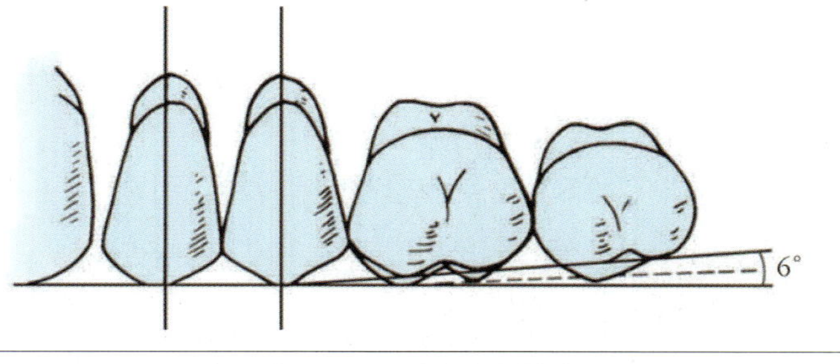

[그림 5-26] 조절만곡의 형성

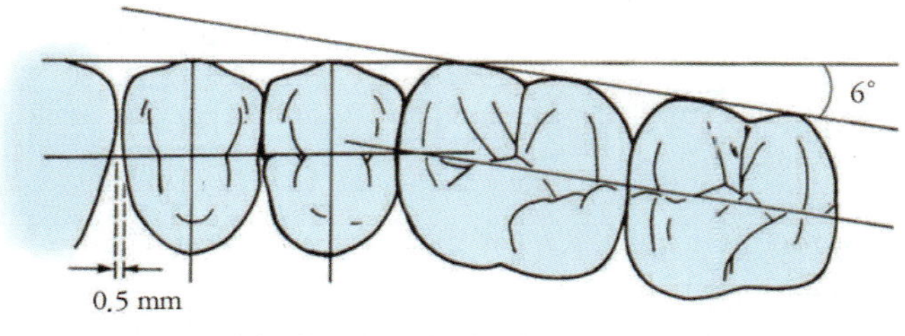

[그림 5-27] 치열궁만곡의 형성과 소구치 근심의 간격

수행내용 3. 상악 구치부 인공치 배열하기

• 재료 · 자료

전치부 인공치, 덴춰 버, #6 라운드 버, 베이스 플레이트 왁스, 마스크

• 기기 · 장비

치기공 워크스테이션, 마이크로 모터 세트, 교합기, 왁스 포트

• 안전 · 유의사항

① 용융된 왁스를 사용할 때에는 마스크 및 작업복을 착용한다.

② 고속회전장비를 사용할 때 일정한 거리를 유지하고 주의하여 사용한다.

③ 인공치를 삭제할 경우에는 손으로부터 인공치가 튕겨 나가 잃어버리지 않도록 주의한다.

• 수행 순서

❶ 상악 구치부 배열하기

(1) 상악 제1소구치(그림 5-28)

① 협면관-장축은 교합제 평면에 직각이 되게 한다.

② 측면관-협측교두정은 교합평면에 접촉하고 설측교두정은 교합평면에서 0.5mm 뜨게 한다.

③ 교합면관-인공치의 중심구선이 치조정선과 일치되도록 한다.

(2) 상악 제2소구치(그림 5-29)

① 협면관-장축은 교합제 평면에 직각이 되게 한다.

② 측면관-협측교두정과 설측교두정을 교합평면에 접촉시킨다.

③ 교합면관-인공치의 중심구선이 치조정선과 일치되도록 한다.

(3) 상악 제1대구치(그림 5-30)

① 협면관-장축은 치경부쪽을 약간 근심경사 시킨다.

② 측면관-근심설측교두만 제외하고 나머지 교두를 교합평면에서 뜨게 한다. 이개되는 양은 근심협측교두가 0.5mm, 원심협측교두가 1.0mm, 원심설측교두가 0.5mm이다.

③ 교합면관-설측교두 내사면의 중앙부가 치조정선과 일치되도록 한다.

(4) 상악 제2대구치(그림 5-31)

① 협면관-장축은 치경부쪽을 약간 근심경사 시킨다.

② 측면관-모든 교두는 교합평면에서 뜨게 한다. 이개되는 양은 근심협측교두가 1.5mm, 원심협측교두가 2.0mm, 근심설측교두가 1.0mm 원심설측교두가 1.5mm이다.

③ 교합면관-설측교두 내사면의 중앙부가 치조정선과 일치되도록 한다.

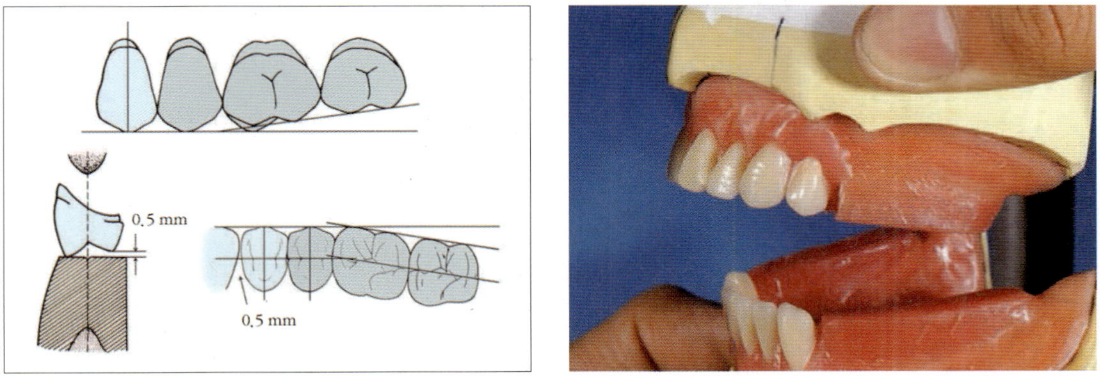

[그림 5-28] 상악 좌측 제1소구치 배열-교합평면과의 관계(조절만곡), 치조정간선 법칙 및 치열궁 만곡에 따라 상악 제1소구치를 배열하고, 고려사항이 충족되었으면 왁스로 고정시킨다.

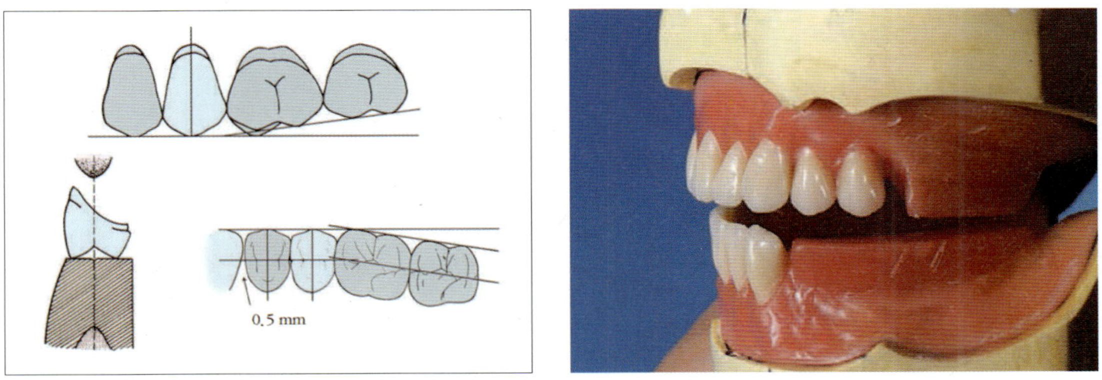

[그림 5-29] 상악 좌측 제2소구치 배열-교합평면과의 관계(조절만곡), 치조정간선 법칙 및 치열궁 만곡에 따라 상악 제2소구치를 배열하고, 고려사항이 충족되었으면 왁스로 고정시킨다.

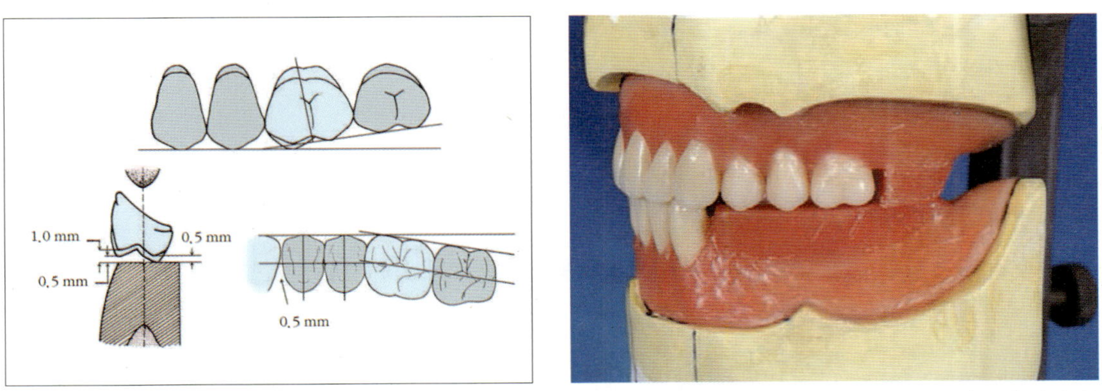

[그림 5-30] 상악 좌측 제1대구치 배열-교합평면과의 관계(조절만곡), 치조정간선 법칙 및 치열궁 만곡에 따라 상악 제1대구치를 배열하고, 고려사항이 충족되었으면 왁스로 고정시킨다.

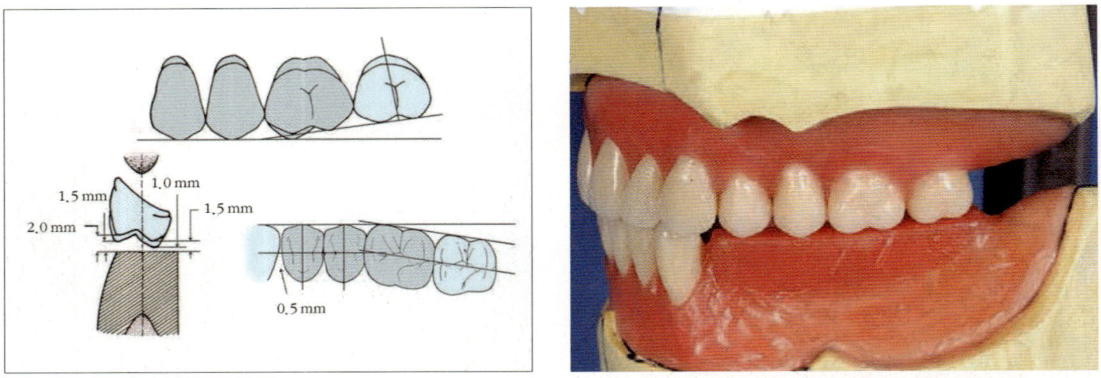

[그림 5-31] 상악 좌측 제2대구치 배열-교합평면과의 관계(조절만곡), 치조정간선 법칙 및 치열궁 만곡에 따라 상악 제2대구치를 배열하고, 고려사항이 충족되었으면 왁스로 고정시킨다.

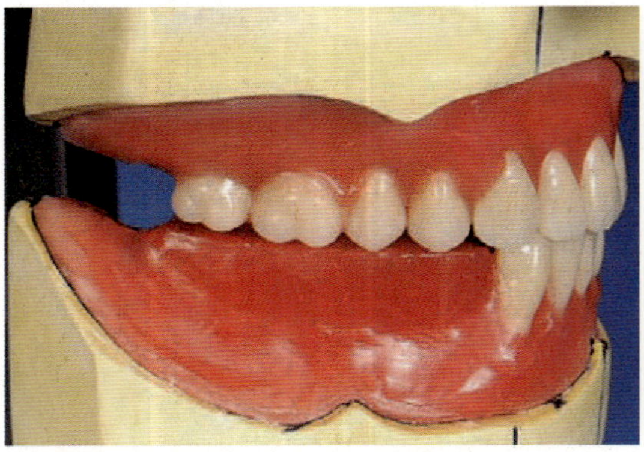

[그림 5-32] 우측도 같은 방법으로 배열한다.

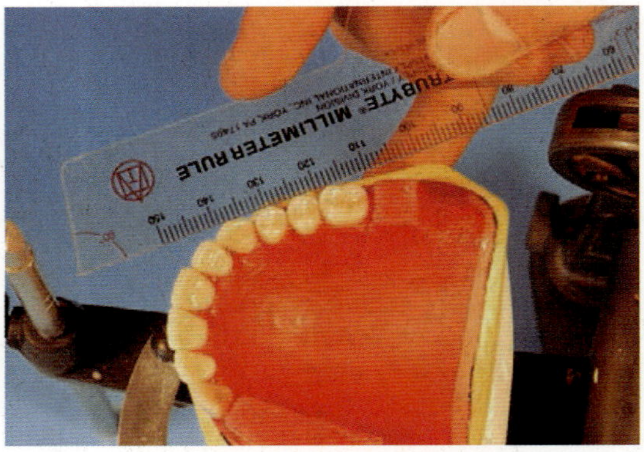

[그림 5-33] 치열궁만곡 점검 시에는 자의 직선 부분을 교두정에 가깝게 위치시켜 점검한다.

❷ 상악 구치 배열 점검하기(그림 5-34, 35)

(1) 전치와의 조화 여부를 점검한다.

(2) 조절만곡 및 치열궁만곡의 적절성 여부를 점검한다.

(3) 제1소구치의 협설교두를 연결한 가상적인 연장선이 반대측 제1대구치의 근심설측교두정을 통과하는지의 여부를 점검한다.

(4) 구치부 교합평면은 좌우가 대칭이면서도 동일평면상에 있는지의 여부를 점검한다.

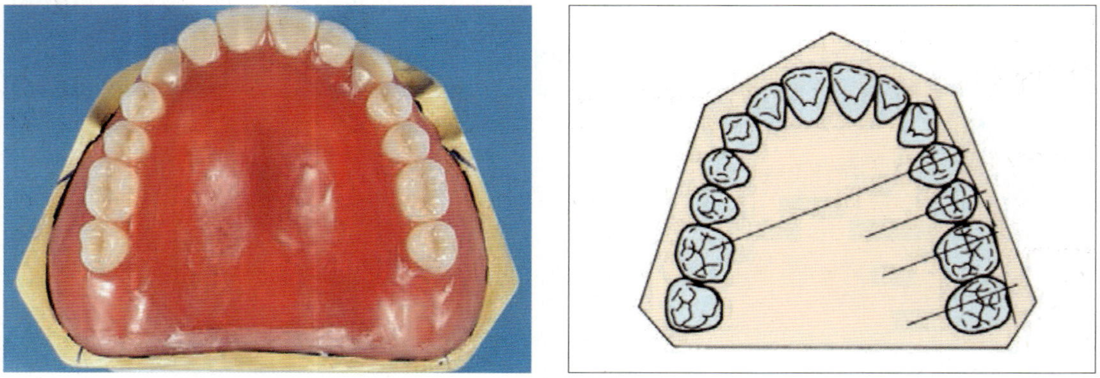

[그림 5-34] 상악 구치부 배열이 끝난 모습(a), 제1소구치의 협설교두정을 연결한 가상선은 반대측 제1대구치 설측교두정을 지나야 한다(b).

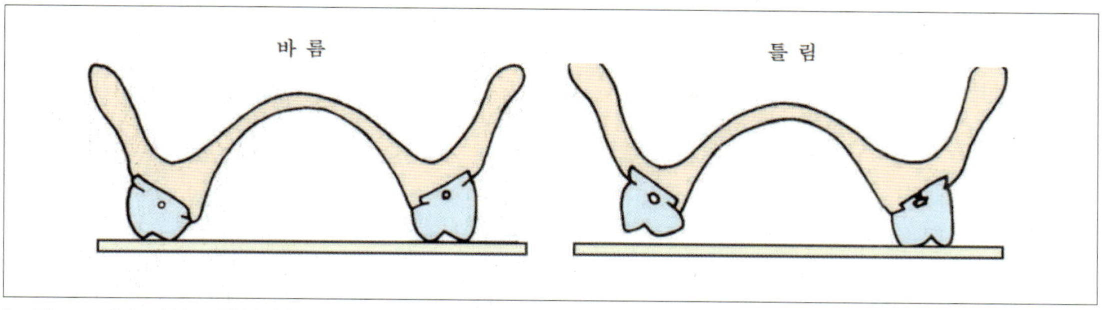

[그림 5-35] 구치부 교합평면은 좌우가 대칭이면서도 동일평면상에 있어야 한다.

수행내용 4. 하악 구치부 인공치 배열하기

• 재료 · 자료

전치부 인공치, 덴춰 버, #6 라운드 버, 교합지, 베이스 플레이트 왁스, 마스크

• 기기 · 장비

치기공 워크스테이션, 마이크로 모터 세트, 교합기, 왁스 포트

• 안전 · 유의사항

① 용융된 왁스를 사용할 때에는 마스크 및 작업복을 착용한다.
② 고속회전장비를 사용할 때 일정한 거리를 유지하고 주의하여 사용한다.
③ 인공치를 삭제할 경우에는 손으로부터 인공치가 튕겨 나가 잃어버리지 않도록 주의한다.

• 수행 순서

하악 구치를 배열할 때 고려사항은 아래와 같다.

1) 중심교합(중심교합 접촉점)의 회복(그림 5-36)
2) 균형교합(중심교합의 균형, 양측성교합 균형, 전방교합 균형)의 형성(그림 5-36)
   중심교합과 균형교합을 이루어 주려면 우선 치조정간선 법칙, 보상성 만곡의 부여, 중립대의 고려 등 상악구치의 배열 시 고려사항을 재점검 한 후 하악 구치를 배열하여야 한다. 그러나 상악 배열 시 고려사항이 잘 지켜졌는지를 보려면 하악치아를 배열하면서 비로서 상악배열에 있어서 오류를 발견하는 경우가 많다. 즉 배열 시 중심교합과 균형 교합의 형성에 문제가 있다면 원칙을 벗어나지 않는 범위 내에서 상악구치의 배열을 수정할 필요가 있다.
3) 교합고경의 유지
4) 구치의 배열순서
   특히 하악 제1대구치를 제일 먼저 배열하는 이유는 정확한 1급 구치부 교합(key toocclusion)을 획득하는 것이 중요하기 때문이다.

※ 제일 마지막 배열하는 치아 –

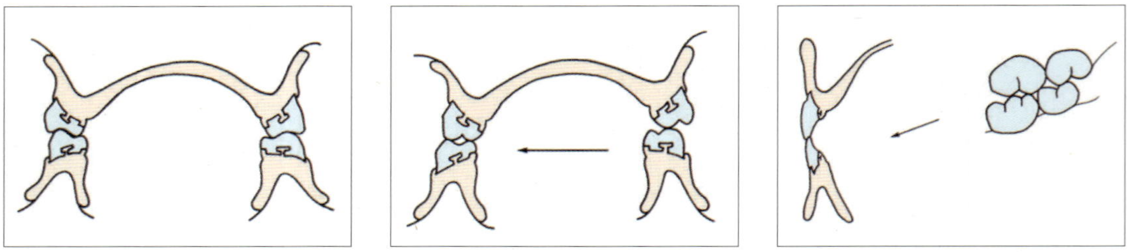

[그림 5-36] 중심교합　　측방운동 시 균형교합　　전방운동 시 균형교합

❶ 하악 구치부 배열하기

(1) 하악 제1대구치 – 중심교합 접촉점의 회복 및 균형교합(양측성 및 전방)의 형성

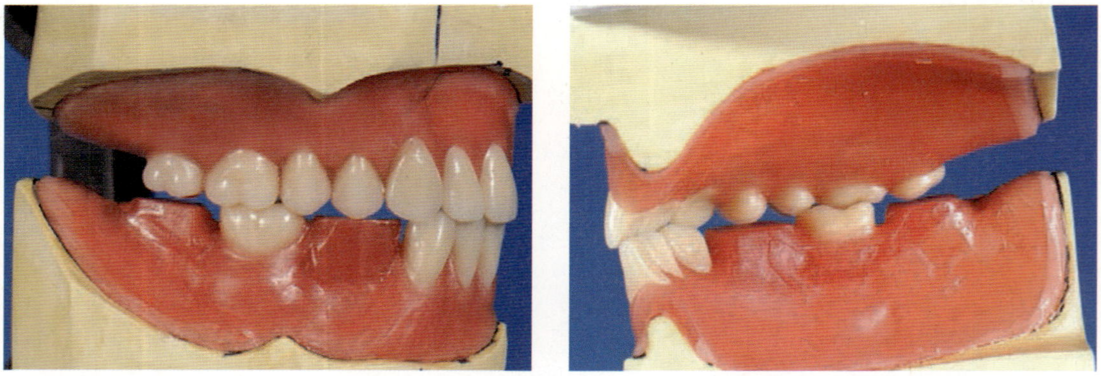

[그림 5-37] 하악 우측 제1대구치 배열 – 중심교합 시 협측(a), 설측(b)에서 본 모습

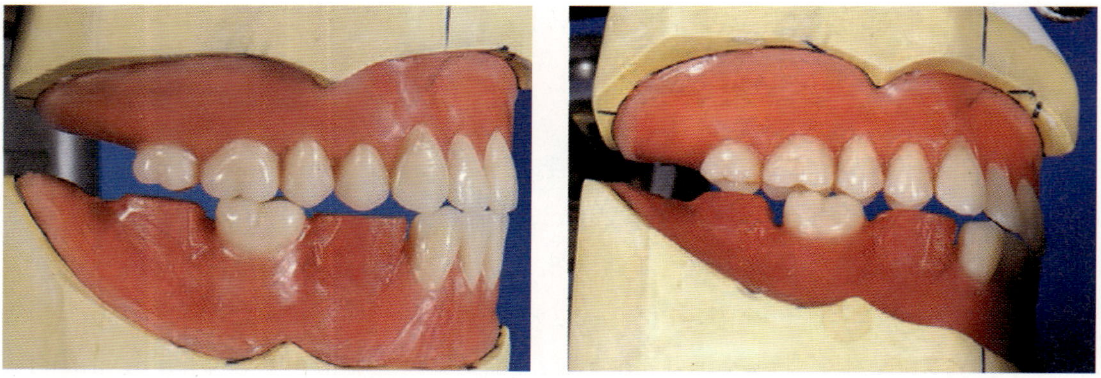

[그림 5-38] 하악 우측 제1대구치 배열 시 균형교합의 형성 – 작업측 교합(a), 균형측 교합(b)

(2) 하악 제2대구치 – 중심교합 접촉점의 회복 및 균형교합(양측성 및 전방)의 형성

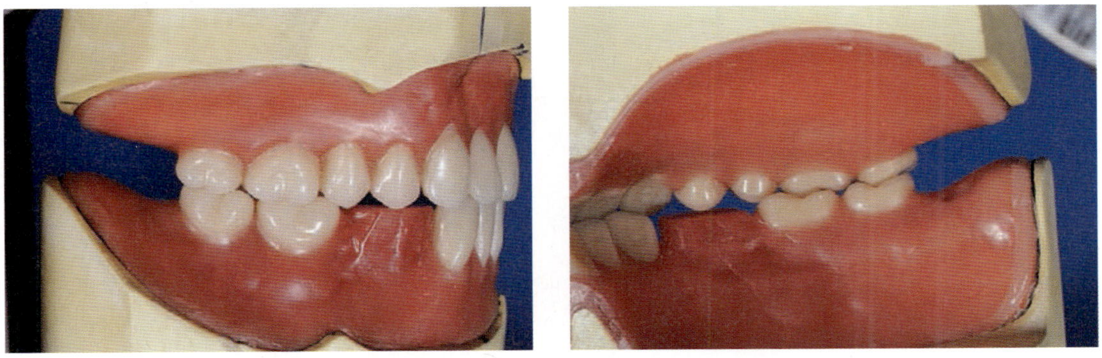

[그림 5–39] 하악 우측 제2대구치 배열–중심교합 시 협측(a), 설측(b)에서 본 모습

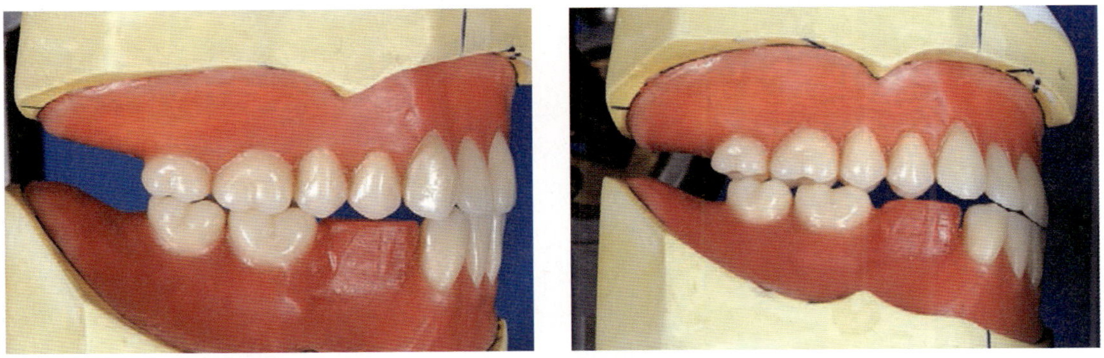

[그림 5–40] 하악 우측 제1대구치 배열 시 균형교합의 형성–작업측 교합(a), 균형측 교합(b)

(3) 하악 제2소구치 – 중심교합 접촉점의 회복 및 균형교합(양측성 및 전방)의 형성

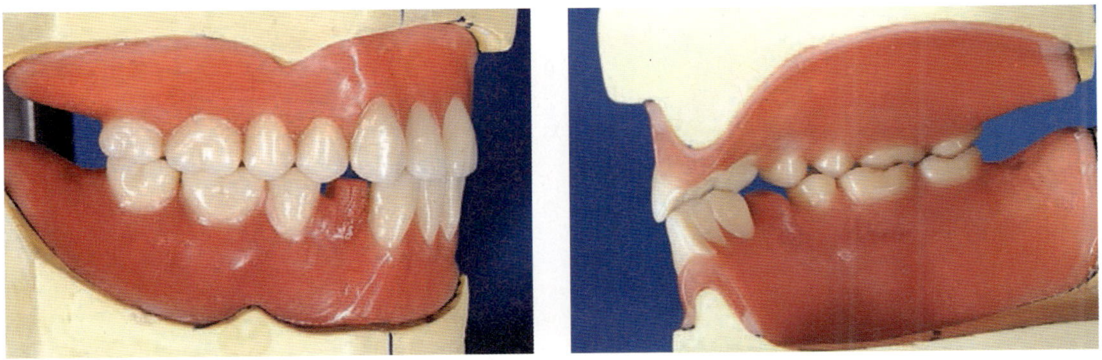

[그림 5–41] 하악 우측 제2소구치 배열–중심교합 시 협측(a), 설측(b)에서 본 모습

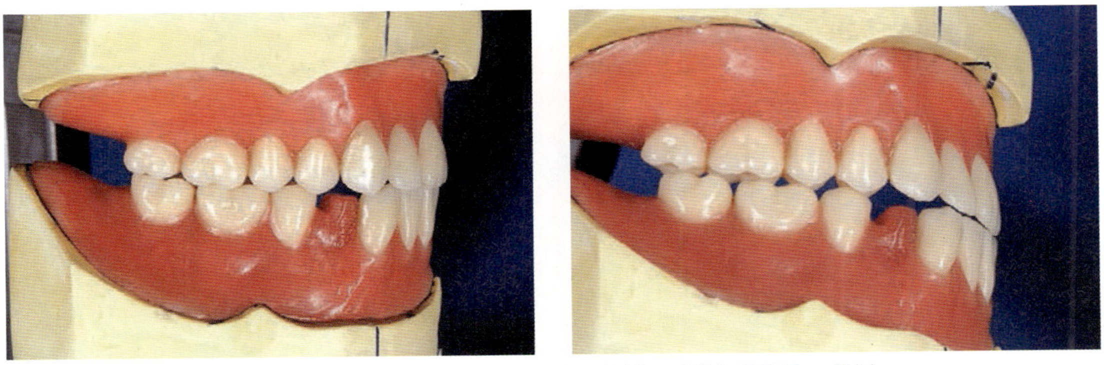

[그림 5–42] 하악 우측 제2소구치 배열 시 균형교합의 형성–작업측 교합(a), 균형측 교합(b)

(4) 하악 제1소구치 – 중심교합 접촉점의 회복 및 균형교합(양측성 및 전방)의 형성

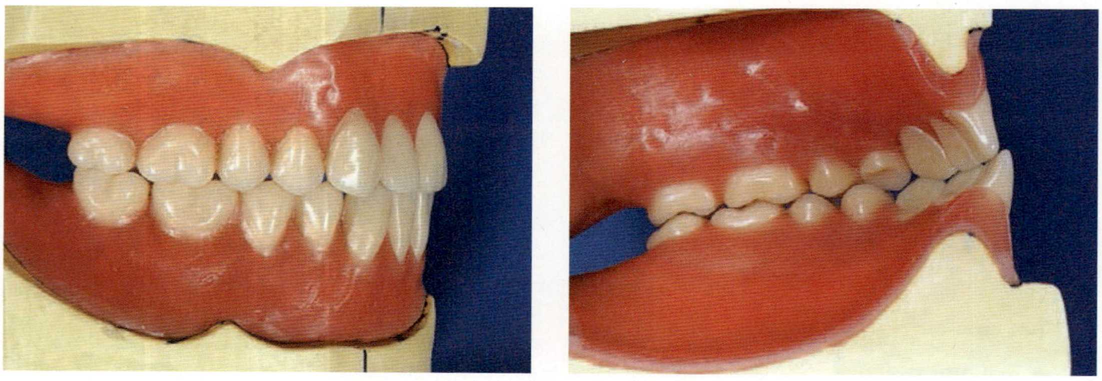

[그림 5-43] 하악 우측 제1소구치 배열–중심교합 시 협측(a), 설측(b)에서 본 모습

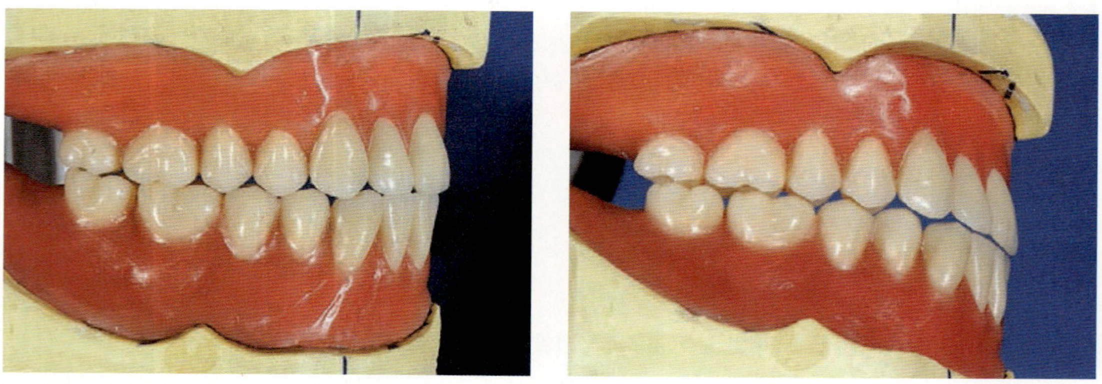

[그림 5-44] 하악 우측 제1소구치 배열 시 균형교합의 형성–작업측 교합(a), 균형측 교합(b)

※ 제일 마지막 배열하는 치아의 공간 설정 –

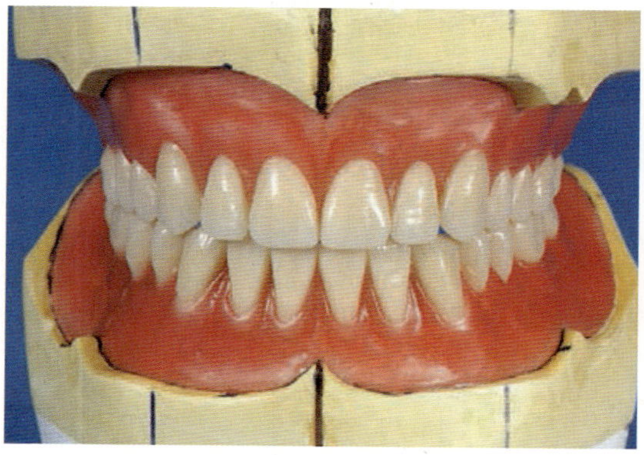

[그림 5-45] 인공치 배열이 끝난 시적의치의 전면관

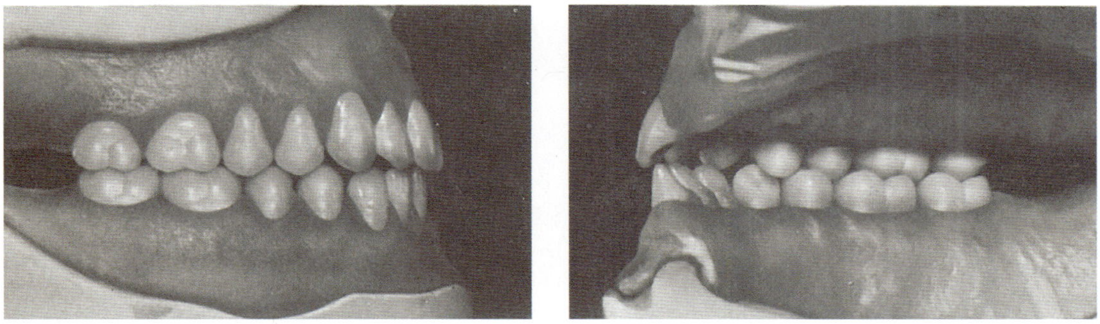

[그림 5-46] 해부학적 구치를 중심교합으로 배열 완료–협측(a), 설측(b)에서 본 모습

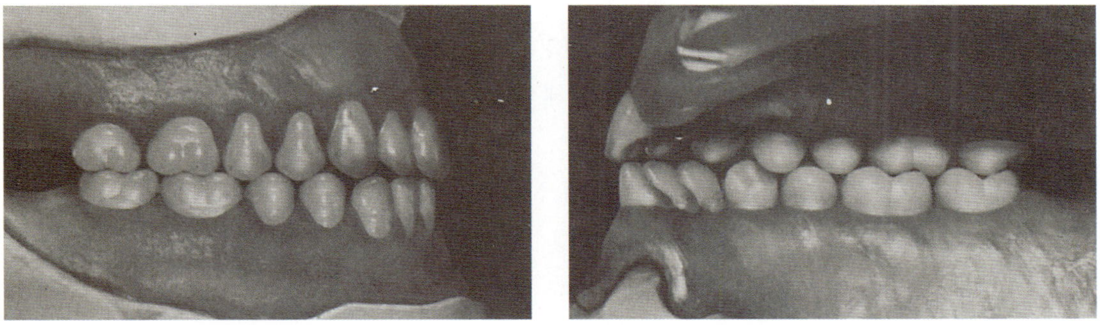

[그림 5-47] 배열이 완료된 후 측방운동 시 작업측 교합–협측(a), 설측(b)에서 본 모습

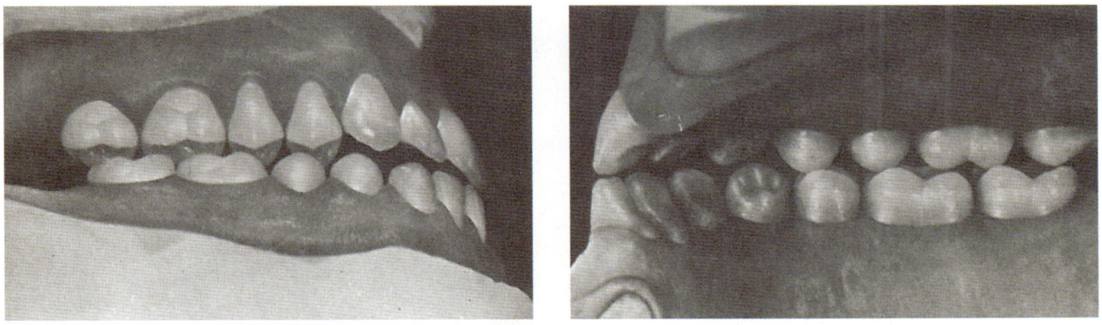

[그림 5-48] 배열이 완료된 후 측방운동 시 균형측 교합–협측(a), 설측(b)에서 본 모습

학습5 교수 · 학습 방법

교수방법

- 총의치 제작을 위해 인공치를 선택하고 배열하는 것에 관한 관계 지식을 학습하였는지를 확인하고 수업을 진행한다.
- 총의치 제작에 있어서 치아 배열 전 준비사항과 치아배열 할 때의 고려사항에 관한 관계 지식을 학습하였는지를 확인하고 수업을 진행한다.
- 총의치 제작에 있어서 균형교합에 관한 관계 지식을 학습하였는지를 확인하고 수업을 진행한다.
- 총의치 치아배열방법을 이해하기 쉽도록 설명하며 시연(demonstration)한다.
- 실습과정이 원활히 진행되고 모든 학생이 제작과정을 잘 수행할 수 있도록 조력자의 역할을 수행한다.
- 제작 후 학생과의 일대일 대면 점검을 통해 실습물을 점검하고 수정 또는 재작업토록 피드백하여 제작과정에 대한 명확한 이해를 돕는다.

학습방법

- 인공치 선택과 배열에 대한 관계지식을 학습해야 한다.
- 총의치의 교합에 대한 관계지식을 학습해야 한다.
- 재료, 기구 및 장비 사용에 대한 지침을 확인하고 안전 및 유의사항을 확인한다.
- 단계별 수행 내용을 파악하고 수행 순서에 따라 실습에 참여하도록 한다.

학습5 평가

평가준거

- 평가자는 학습자가 수행 준거 및 평가항목에 제시되어 있는 내용을 성공적으로 수행했는지를 평가해야 한다.
- 평가자는 다음 사항을 평가해야 한다.

학습내용	평가항목	성취수준		
		상	중	하
5. 인공치 선택하고 배열하기	- 교합제에 표시된 참고선에 따라 모형의 해부학적 기준점을 고려하여 인공치의 크기와 형태를 선택할 수 있다.			
	- 상악법에 따라 인공치 배열원칙(교합평면과의 관계, 근원심 경사, 순설경사, 치열궁 만곡)을 고려하여 인공치를 배열할 수 있다.			
	- 양측성 균형교합 형성방법에 따라 중심교합을 형성하고 균형교합을 이루도록 인공치를 배열할 수 있다.			

평가방법

- 필기시험

학습내용	평가내용	성취수준
5. 인공치 선택하고 배열하기	- 교합제에 표시된 참고선에 따라 모형의 해부학적 기준점을 고려하여 인공치의 크기와 형태를 선택	1. 자율평가 2. 필기시험에 평가 내용에 대한 문항을 출제하여 평가한다.
	- 상악법에 따라 인공치 배열원칙(교합평면과의 관계, 근원심 경사, 순설경사, 치열궁 만곡)을 고려하여 인공치를 배열	
	- 양측성 균형교합 형성방법에 따라 중심교합을 형성하고 균형교합을 이루도록 인공치를 배열	

• 체크리스트를 통한 평가

학습내용	평가내용	성취수준		
		상	중	하
5. 인공치 선택하고 배열하기	– 교합제에 표시된 참고선에 따라 모형의 해부학적 기준점을 고려하여 인공치의 크기와 형태를 선택할 수 있다.			
	– 상악법에 따라 인공치 배열원칙(교합평면과의 관계, 근원심경사, 순설경사, 치열궁 만곡)을 고려하여 인공치를 배열할 수 있다.			
	– 양측성 균형교합 형성방법에 따라 중심교합을 형성하고 균형교합을 이루도록 인공치를 배열할 수 있다.			

※ 본 학습5 단원은 총의치기공에서 가장 중요한 부분이며 일정한 지침에 의해 인공치가 배열되어야 하므로 지침에 따라 세부 수행준거(평가 항목)들이 마련되어 있다. 따라서 이 단원에서는 다음 페이지에 이러한 세부 수행준거에 따라 실습이 이루어졌는지를 자가평가하고 피드백 할 수 있도록 점검표를 마련해 놓았다.

피드백

1. 필기시험
– 중간고사 및 기말고사의 종합 평가 결과 성취도가 절대평가기준으로 60% 미만인 학생들을 대상으로 추가적으로 재시험 및 보고서 제출기회를 부여한다.

2. 체크리스트 평가
– 수행결과가 10점 만점에 6점 미만인 학생들에게는 수정 및 재제작 후 평가한다.

총의치 인공치 배열 점검표

	항목	세부항목	평가내용	평가			실습자 feedback
				전체	일부	안됨	
1	상악 전치부 배열	상악 중절치 배열	1. 순면관: 근심면은 정중선에서 접촉되고 치아 장축은 원심경사(87–90°) 되었는가?				
			2. 교합평면관계: 절단연은 교합평면에 접촉되고 교합평면에 대해 평행한가?				
			3. 원심면관: 치경부가 약간 설측(80~87°)으로 들어갔는가?				
		상악 측절치 배열	1. 순면관: 근심면은 중절치의 원심면에 접촉되고 치아의 장축은 중절치보다 더 많이 원심경사(80–85°) 되었는가?				
			2. 교합평면관계: 절단연이 교합평면에서 0.5mm~1.0mm 이개되고 교합평면에 대해 평행하게 위치하는가?				
			3. 원심면관: 치경부는 중절치보다 약간 더 설측으로 들어갔는가?				
		상악 견치배열	1. 순면관: 근심면은 측절치의 원심면에 접촉되고 장축은 원심경사(75–90°) 되었는가?				
			2. 교합평면관계: 첨두가 교합평면에 접촉되는가?				
			3. 원심면관: 장축이 교합평면에 수직되며 치경부가 약간 돌출되었는가?				
2	하악 전치부 배열	하악 중절치 배열	1. 순면관: 근심면은 정중선에서 접촉시키고 치아 장축은 수직인가?				
			2. 교합평면관계: 절단연은 교합평면보다 1.5mm 높게 배열하고 교합평면에 대해 평행한가?				
			3. 원심면관: 치경부가 약간 설측으로 들어가고 절단연은 상악 중절치보다 1.5mm 설측에 위치하는가?				
			4. 균형교합: 중심교합 시 상하악 전치가 접촉하지 않고 전방운동과 측방운동을 시켰을 때 상하악 전치의 절단연이 접촉하는가?				
		하악 측절치 배열	1. 순면관: 근심면은 중절치의 원심면에 접촉시키고 치아 장축은 약간 원심경사되었는가?				
			2. 교합평면관계: 절단연은 교합평면보다 1.5mm 높게 배열하고 교합평면에 대해 평행한가?				
			3. 원심면관: 장축을 교합평면에 수직이 되게 하고 절단연은 상악 전치부보다 1.5mm 설측에 위치하는가?				
			4. 균형교합: 중심교합 시 상하악 전치가 접촉하지 않고 전방운동과 측방운동을 시켰을 때 상하악 전치의 절단연이 접촉하는가?				
		하악 견치배열	1. 순면관: 근심면은 측절치의 원심면에 접촉시키고 치아 장축은 측절치보다 더욱 원심경사 되었는가?				
			2. 교합평면관계: 절단연은 교합평면보다 1.5mm 높게 배열하고 교합평면에 대해 평행한가?				
			3. 원심면관: 장축을 치경부는 돌출되고 첨두는 설측으로 경사지도록 하되 첨두는 상악 전치부보다 1.5mm 설측에 위치하는가?				
			4. 균형교합: 중심교합 시 상하악 전치가 접촉하지 않고 전방운동과 측방운동을 시켰을 때 하악 견치의 첨두와 절단연이 상악 전치부 절단연에 접촉하는가?				
3	상악 구치부 배열	제1소구치 배열	1. 협면관: 치아장축이 교합평면에 대해 수직인가?				
			2. 교합평면관계: 협측교두는 교합평면에 접촉하고 설측교두는 교합평면으로부터 0.5mm 이개되는가?				
			3. 원심면관: 중심구선이 치조정선에 위치하는가?				
		제2소구치 배열	1. 협면관: 치아장축이 교합평면에 대해 수직인가?				
			2. 교합평면관계: 협측과 설측교두가 교합평면에 모두 접촉하는가?				
			3. 원심면관: 중심구선이 치조정선에 위치하는가?				
		제1대구치 배열	1. 협면관: 치아장축이 약간 근심경사 되었는가?				
			2. 교합평면관계: 교합평면에서 근심설측 교두만 교합평면에 접촉하고 나머지 교두들이 교합평면으로부터 규정된 양만큼 이개되었는가? (근심설측교두:접촉, 근심협측교두: 0.5mm, 원심협측교두:1.0mm, 원심설측교두: 0.5mm).				
			3. 원심면관: 설측교두 내사면의 중앙부가 치조정에 일치하는가?				
		제2대구치 배열	1. 협면관: 치아장축이 약간 근심경사 되었는가?				
			2. 교합평면관계: 교합평면에서 모든 교두가 규정된 양만큼 이개되었는가? (근심협측교두: 1.5mm, 원심협측교두: 2.0mm, 근심설측교두: 1.0mm, 원심설측교두: 1.5mm).				
			3. 원심면관: 설측교두 내사면의 중앙부가 치조정에 일치하도록 배열되었는가?				

4	하악 구치부 배열	제1대구치 배열	1. 중심교합: 근심협측교두는 상악 제2소구치 및 제1대구치 사이의 변연융선에 접촉하고, 상악 제1대구치의 근심설측교두는 하악 제1대구치의 중심와에 접촉하고 있는가?				
			2. 작업측 교합: 근심협측교두는 상악 제2소구치의 협측교두와 상악 제1대구치의 근심협측교두 사이에 접촉하고, 원심 협측교두는 상악 제1대구치의 두 협측교두 사이에 접촉하는가?				
			3. 균형측교합: 근심협측교두는 상악 제2소구치의 설측교두에 접촉하고 원심협측교두는 상악 제1대구치의 설측교두에 접촉하는가?				
		제2대구치 배열	1. 중심교합: 근심협측교두는 상악 제1대구치 및 제2대구치 사이의 변연융선에 접촉하고, 상악 제2대구치의 설측교두는 하악 제2대구치의 중심와에 접촉하는가?				
			2. 작업측 교합: 근심협측교두는 상악 제1대구치의 원심협측교두와 상악 제2대구치의 근심협측교두 사이에 접촉하고, 원심협측교두는 상악 제2대구치의 두 협측교두 사이에 접촉하는가?				
			3. 균형측교합: 근심 협측교두는 상악 제1대구치의 원심설측교두에 접촉하고 원심협측교두는 상악 제2대구치의 설측교두에 접촉하는가?				
		제2소구치 배열	1. 중심교합: 협측교두는 상악 제1, 2소구치 사이의 변연융선에 접촉하는가?				
			2. 작업측 교합: 협측교두는 상악 제1, 2소구치의 협측교두 사이에 접촉하는가?				
			3. 균형측교합: 협측교두는 상악 제1소구치의 설측교두에 접촉하는가?				
		제1소구치 배열	1. 중심교합: 협측교두는 상악견치와 제1소구치 사이에 접촉하는가?				
			2. 작업측 교합: 협측교두는 상악 견치와 상악 제1소구치의 협측교두 사이에 접촉하는가?				
			3. 균형측교합: 어느 상악치아와도 접촉하지 않고 있는가?				
5	전체 조화	상,하악 전체치아	1. 정중선을 중심으로 좌우 반부가 대칭이고 및 전치부와 구치부 치열궁이 조화를 이루고 있는가?				
			2. 좌,우측 인공치아가 공동수평면으로 배열되었는가?				
			3. 조절만곡–제2소구치 협측교두로부터 제2대구치 원심협측교두를 연결한 직선이 교합평면과 약 6°의 경사를 이루는가?				
			4. 치열궁만곡–견치의 교두정으로부터 제1대구치의 근심협측교두정까지 일직선이고, 제1, 2대구치의 협측 교두정이 일직선을 이루며 설측으로 6° 회전되었는가?				
			5. 제1소구치 협설교두 연결선이 반대편 제1대구치 근심설측교두와 일치하는가?				
			6. 균형교합이 잘 이루어지고 있는가?				

출처: 한국치기공과교수협의최, 대한치과기공사협회. 표준용어 및 프로토콜. 대학서림, 2006.

인공치 선택 및 배열 실습 점검 항목(학습자용)

<table>
<tr><th colspan="2">평가항목</th><th>예</th><th>아니오</th><th>해당
없음</th></tr>
<tr><td>(1)</td><td>교합제에 표시된 참고선과 작업의뢰서에 따라 인공치를 선택한다.</td><td></td><td></td><td></td></tr>
<tr><td>(2)</td><td>정해진 규칙에 따라 상악 전치부를 배열한다.</td><td></td><td></td><td></td></tr>
<tr><td>(3)</td><td>정해진 규칙에 따라 하악 전치부를 배열한다.</td><td></td><td></td><td></td></tr>
<tr><td>(4)</td><td>정해진 규칙에 따라 상악 구치부를 배열한다.</td><td></td><td></td><td></td></tr>
<tr><td>(5)</td><td>정해진 규칙에 따라 하악 구치부를 배열한다.</td><td></td><td></td><td></td></tr>
<tr><td>(6)</td><td>균형교합의 형성, 올바른 중심악관계 설정 여부, 교합고경의 회복, 심미적 회복, 발음의 회복이 가능하도록 배열되었는지 점검한다.</td><td></td><td></td><td></td></tr>
<tr><td rowspan="5">총
평</td><td>성취수준</td><td colspan="3">달성정도</td></tr>
<tr><td>4. 감독을 받지 않고 혼자서 문제를 해결하면서 이 기술을 수행할 수 있다.</td><td colspan="3"></td></tr>
<tr><td>3. 다른 사람의 도움이나 감독을 받지 않고 만족하게 할 수 있다.</td><td colspan="3"></td></tr>
<tr><td>2. 약간의 도움이나 감독을 받으면서 만족할만큼 할 수 있다.</td><td colspan="3"></td></tr>
<tr><td>1. 상당한 도움이나 감독을 받으며 일부만 만족하게 할 수 있다.</td><td colspan="3"></td></tr>
</table>

평가자(학생) 서명: ________________________ 평가날짜: __________________

확인자(교수) 서명: ________________________ 평가날짜: __________________

성취수준: 위 모든 항목에 대해 '예'나 '해당 없음'에 표시되어야 합니다. 만약 '아니오'에 표시되었다면 해당 교과목의 교수와 상의하여 어떤 부분이 약한지를 확인하고, 어떤 추가 활동이 필요한지 지도를 받기 바랍니다.

실습 일지(상악 전치부 인공치 배열하기)

<table>
<tr><td>교과목명</td><td colspan="2"></td><td>작성일자</td><td colspan="3">년 월 일</td></tr>
<tr><td>담당교수</td><td colspan="2"></td><td>학번</td><td></td><td>성명</td><td></td></tr>
<tr><td rowspan="2">실습
내용</td><td>학습한
내용
(주요내용)</td><td colspan="5">이 단원을 학습하면서 알게 된 주요 내용을 작성해 보세요.</td></tr>
<tr><td>수행한
내용
(주요내용)</td><td colspan="5">이 단원 실습에서 본인이 직접 수행한 내용을 작성해 보세요.</td></tr>
</table>

실습 일지(상악 전치부 인공치 배열하기)

<table>
<tr><td colspan="3">수행 내용 관련 사진</td></tr>
<tr><td colspan="2">본인이 수행한 작업 관련
사진을 붙이세요.</td><td>본인이 수행한 작업 관련
사진을 붙이세요.</td></tr>
<tr><td>자가 평가</td><td colspan="2">본인이 수행한 작업 중 어떤 부분이 잘되었는지 또는 어떤 부분이 안되었는지 그 이유를 생각해서 작성해 보세요.</td></tr>
<tr><td colspan="3">자가 평가 관련 사진</td></tr>
<tr><td colspan="2">본인이 수행한 작업 중 피드백이
필요한 부분을 촬영한
사진을 붙이세요.</td><td>본인이 수행한 작업 중 피드백이
필요한 부분을 촬영한
사진을 붙이세요.</td></tr>
</table>

실습 일지(하악 전치부 인공치 배열하기)

<table>
<tr><td>교과목명</td><td></td><td>작성일자</td><td colspan="3">년 월 일</td></tr>
<tr><td>담당교수</td><td></td><td>학번</td><td></td><td>성명</td><td></td></tr>
<tr><td rowspan="2">실습
내용</td><td>학습한
내용
(주요내용)</td><td colspan="4">이 단원을 학습하면서 알게 된 주요 내용을 작성해 보세요.</td></tr>
<tr><td>수행한
내용
(주요내용)</td><td colspan="4">이 단원 실습에서 본인이 직접 수행한 내용을 작성해 보세요.</td></tr>
</table>

실습 일지(하악 전치부 인공치 배열하기)

수행 내용 관련 사진	
본인이 수행한 작업 관련 사진을 붙이세요.	본인이 수행한 작업 관련 사진을 붙이세요.
자가 평가	본인이 수행한 작업 중 어떤 부분이 잘되었는지 또는 어떤 부분이 안되었는지 그 이유를 생각해서 작성해 보세요.
자가 평가 관련 사진	
본인이 수행한 작업 중 피드백이 필요한 부분을 촬영한 사진을 붙이세요.	본인이 수행한 작업 중 피드백이 필요한 부분을 촬영한 사진을 붙이세요.

실습 일지(상악 구치부 인공치 배열하기)

<table>
<tr><td>교과목명</td><td colspan="2"></td><td>작성일자</td><td colspan="3">년 월 일</td></tr>
<tr><td>담당교수</td><td colspan="2"></td><td>학번</td><td></td><td>성명</td><td></td></tr>
<tr><td rowspan="2">실습
내용</td><td>학습한
내용
(주요내용)</td><td colspan="5">이 단원을 학습하면서 알게 된 주요 내용을 작성해 보세요.</td></tr>
<tr><td>수행한
내용
(주요내용)</td><td colspan="5">이 단원 실습에서 본인이 직접 수행한 내용을 작성해 보세요.</td></tr>
</table>

실습 일지(상악 구치부 인공치 배열하기)

<table>
<tr><td colspan="2">수행 내용 관련 사진</td></tr>
<tr><td>본인이 수행한 작업 관련
사진을 붙이세요.</td><td>본인이 수행한 작업 관련
사진을 붙이세요.</td></tr>
<tr><td>자가 평가</td><td>본인이 수행한 작업 중 어떤 부분이 잘되었는지 또는 어떤 부분이 안되었는지 그 이유를 생각해서 작성해 보세요.</td></tr>
<tr><td colspan="2">자가 평가 관련 사진</td></tr>
<tr><td>본인이 수행한 작업 중 피드백이
필요한 부분을 촬영한
사진을 붙이세요.</td><td>본인이 수행한 작업 중 피드백이
필요한 부분을 촬영한
사진을 붙이세요.</td></tr>
</table>

실습 일지(하악 구치부 인공치 배열하기)

<table>
<tr><td>교과목명</td><td colspan="2"></td><td>작성일자</td><td colspan="3">년 월 일</td></tr>
<tr><td>담당교수</td><td colspan="2"></td><td>학번</td><td></td><td>성명</td><td></td></tr>
<tr><td rowspan="2">실습
내용</td><td>학습한
내용
(주요내용)</td><td colspan="5">이 단원을 학습하면서 알게 된 주요 내용을 작성해 보세요.</td></tr>
<tr><td>수행한
내용
(주요내용)</td><td colspan="5">이 단원 실습에서 본인이 직접 수행한 내용을 작성해 보세요.</td></tr>
</table>

실습 일지(하악 구치부 인공치 배열하기)

<table>
<tr><td colspan="3">수행 내용 관련 사진</td></tr>
<tr><td colspan="2">본인이 수행한 작업 관련
사진을 붙이세요.</td><td>본인이 수행한 작업 관련
사진을 붙이세요.</td></tr>
<tr><td>자가 평가</td><td colspan="2">본인이 수행한 작업 중 어떤 부분이 잘되었는지 또는 어떤 부분이 안되었는지 그 이유를 생각해서 작성해 보세요.</td></tr>
<tr><td colspan="3">자가 평가 관련 사진</td></tr>
<tr><td colspan="2">본인이 수행한 작업 중 피드백이
필요한 부분을 촬영한
사진을 붙이세요.</td><td>본인이 수행한 작업 중 피드백이
필요한 부분을 촬영한
사진을 붙이세요.</td></tr>
</table>

학습 1	개인트레이 제작하기(06111206_14v1.1)
학습 2	작업모형 제작하기(06111206_14v1.2)
학습 3	기초상 및 교합제 형성(06111206_14v1.3)
학습 4	교합기에 모형 부착하기(06111206_14v1.4)
학습 5	인공치 선택하고 배열하기(06111206_14v1.5)
학습 6	**선택삭제 시행하기** (06111206_14v1.6)
학습 7	의치상 조각하기(06111206_14v1.7)
학습 8	의치 온성하기 (06111206_14v1.8) (06111206_14v1.9) (06111206_14v1.10) (06111206_14v1.11) (06111206_14v1.12)
학습 9	레진상 의치를 마무리 및 연마하기(06111206_14v1.13)
학습 10	인공치 및 의치상 수리하기(06111206_14v1.14)
학습 11	의치상 첨상 및 개상하기(06111206_14v1.15)

6-1. 선택삭제

학습목표	• 이 학습을 마친 학습자는 총의치의 교합형성 시 교합장애의 원인을 알고 균형교합을 형성하기 위해 선택삭제를 할 수 있다. • 이 학습을 마친 학습자는 선택삭제를 할 수 있으며, 이에 대해 의뢰인과 대화하고 설명할 수 있다.

필요지식

선택삭제(Selective grinding) 일정한 법칙에 따라 치아의 교합면을 삭제하여 올바른 교합이 형성되도록 수정하는 것. 총의치의 완전한 균형교합(fully balanced occlusion)을 위해 상하악 치아사이의 균일한 접촉을 방해하는 조기접촉점을 선택적으로 삭제하는 과정을 일컫는다.

1. 총의치 교합장애(occlusal interference)의 주된 원인

(1) 부적절한 배열

(2) 제작과정의 문제로 야기되는 tooth shift

2. 시기

선택삭제가 가능한 시기는 ① 인공치 배열 직후(치과기공사), ② 납의치 시적 시(치과의사), ③ 중합된 의치를 함으로부터 분리 후 교합기에 재부착 한 뒤(치과기공사), ④ 환자의 구강 내에 의치 장착 후(치과의사) 할 수 있다.

3. 순서

중심교합의 선택삭제

↓

측방교합(작업측 및 균형측 교합)의 선택삭제

↓

전방교합의 선택삭제

4. 요구조건

1) 정확한 교합기 재부착이 이루어져야 한다.
2) 중심교합은 적색교합지, 편심교합은 청색교합지를 이용한다.
3) 해당 부위만 아주 조금씩 삭제한다.

5. 중심교합 시 선택삭제의 원칙

1) 중심교합과 편심교합에서 모두 교두가 높으면 교두를 삭제
2) 중심교합에서 높고 편심교합에서 높지 않다면 대합치의 와를 삭제

선택삭제 후 중심교합점은 치아전체를 통해 균등하게 분산되어야 한다.

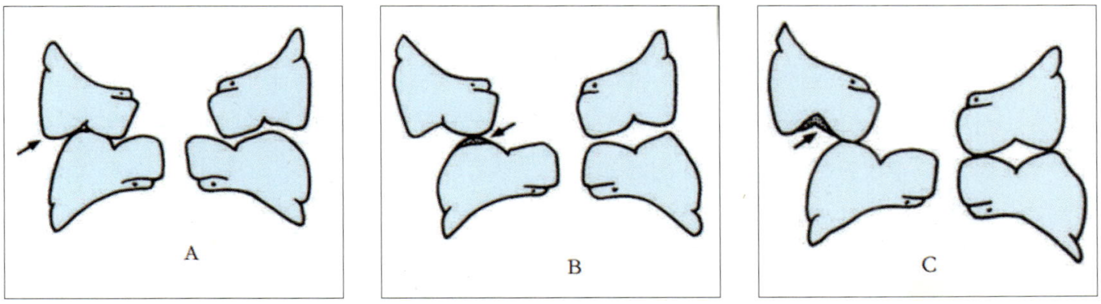

[그림 6–1] 중심교합 시 선택삭제–중심교합 시 조기접촉(A), 편심교합 시켰을 때도 높다면 교두(cusp)를 삭제(B), 편심교합에서는 높지 않다면 와(fossa)를 삭제(C)

6. 편심교합 시 선택삭제의 원칙

교합고경이 그대로 유지–A, B, C contact이 그대로 유지(중심교합 시 인기된 교합접촉점이 그대로 유지)–되도록 선택삭제

1) 측방교합의 수정원칙

(1) 작업측 수정원칙(BULL의 법칙 적용)–비기능 교두인 상악협측교두(buccal–upper)의 내사면과 하악설측교두(lingual–lower)의 내사면을 삭제

(2) 균형측 수정원칙(BL의 법칙 적용)–중심교합 시 인기된 교합접촉점이 그대로 유지되는 상태에서 하악협측교두(buccal–lower)의 내사면을 삭제

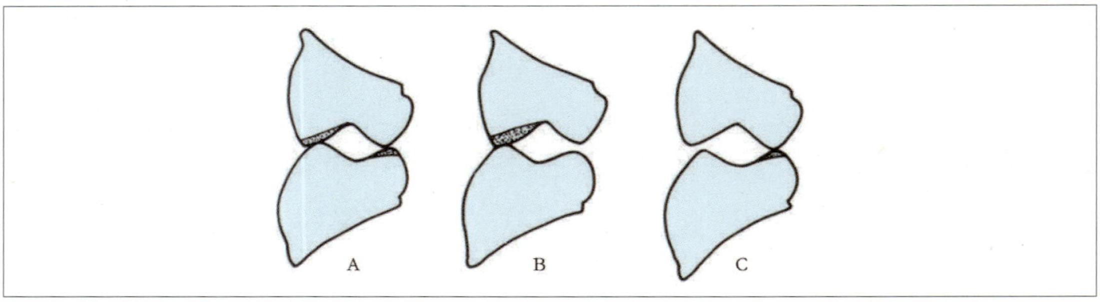

[그림 6-2] 편심교합 시 선택삭제-작업측 선택삭제 부위(A), 상악협측교두의 내사면(B)과 하악 설측교두의 내사면(C)에 표시된 부위를 삭제

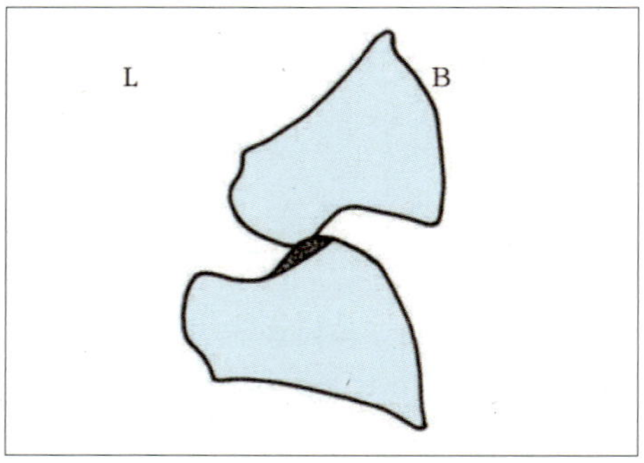

[그림 6-3] 편심교합 시 선택삭제-균형측 선택삭제는 하악협측교두의 내사면에 표시된 부위를 삭제

2) 전방교합의 수정원칙(DUML의 법칙 적용)

(1) 구치부 수정원칙-전방교합에 대한 교합장애를 선택삭제하기 위해서는 상악교두는 원심사면(distal-upper)을, 하악교두는 근심사면(mesial-lower)을 삭제한다.

(2) 전치부 수정원칙-전치부의 조기접촉으로 구치부가 균형교합이 이루어지지 않는다면 하악전치의 절단연 순측을 경사지게 삭제(상악전치 절단연의 설측은 자연스런 교모를 표현하는 정도로만 삭제)

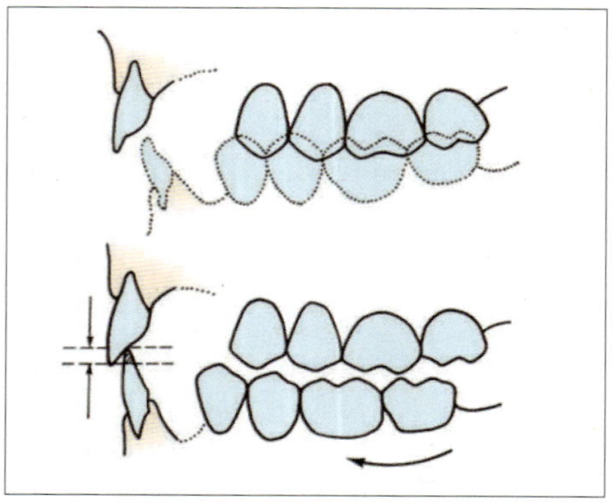

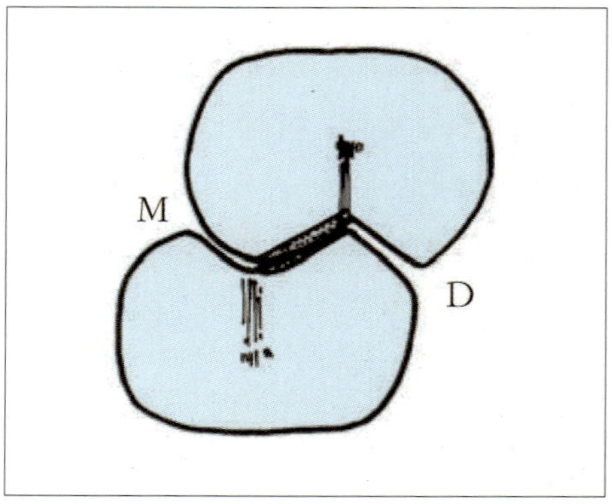

[그림 6-4] 전방교합 시 선택삭제-상악구치부는 원심사면을, 하악구치부는 근심사면의 조기접촉부위를 선택삭제한다. 전치부의 경우 하악 절단연의 순측사면을 가볍게 삭제

수행내용 선택삭제 하기

• 재료 · 자료

교합지(Bausch Arti-check™ 0.04mm articulating paper), denture bur, #6 round bur, solvent sponge

• 기기 · 장비

기공용 마이크로모터 세트, 기공용 워크스테이션

• 안전 · 유의사항

① 고속회전장비나 마이크로모터를 다룰 때에는 일정한 간격을 두고 사용하며 분진배출시설을 사용한다.

② 선택삭제는 최소한의 삭제가 이루어지도록 한다.

• 수행 순서

전술한 바와 같이 총의치를 위한 교합의 수정을 선택삭제라고 하며 상하악 인공치 사이의 장애가 되는 모든 부분을 제거하는 과정이라고 할 수 있다. 선택삭제가 이루어지면 상하악 인공치 각 치아에 저작력이 균등히 배분된 상태에서 부드럽게 저작하게 되고, 하부 조직에도 고르게 저작력을 전달하게 된다.

❶ 교합고경 및 중심교합의 회복하기

교합고경 및 중심교합을 회복하기 전에 반드시 준수해야 할 사항이 있다면 그것은 상하악 인공치가 시적의치에 배열되었을 때와 동일한 상태에서 점검이 이루어져야 한다는 것이다.

선택삭제 과정은 배열된 하악 인공치 위에 교합지를 위치시키는 것과 배열된 상악 인공치로 그것을 가두는 것으로 시작된다. 먼저 교합고경과 중심교합을 회복하기 위해서는 교합지를 끼우고 교합기 상부를 내렸을 때 절치유도핀은 절치유도판에 접촉되어야 한다. 만약 절치유도핀이 절치유도판에 접촉하지 않는다면, 온성 전이라면 어느 인공치가 높게 배열된 것이며 온성 후라면 온성 중에 발생한 변화에 기인한 것이다.

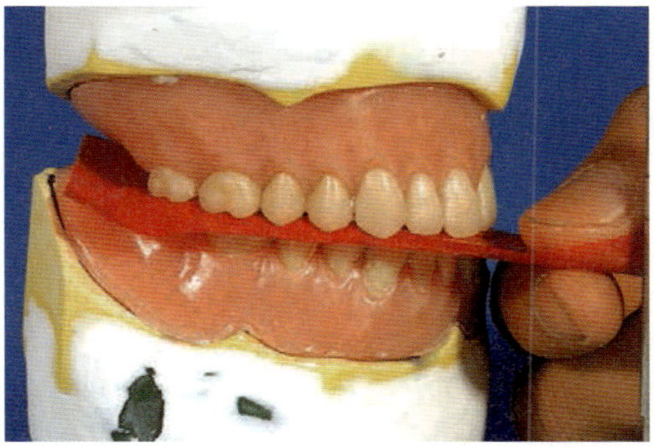

[그림 6-5] 적색교합지를 이용한 중심교합의 점검

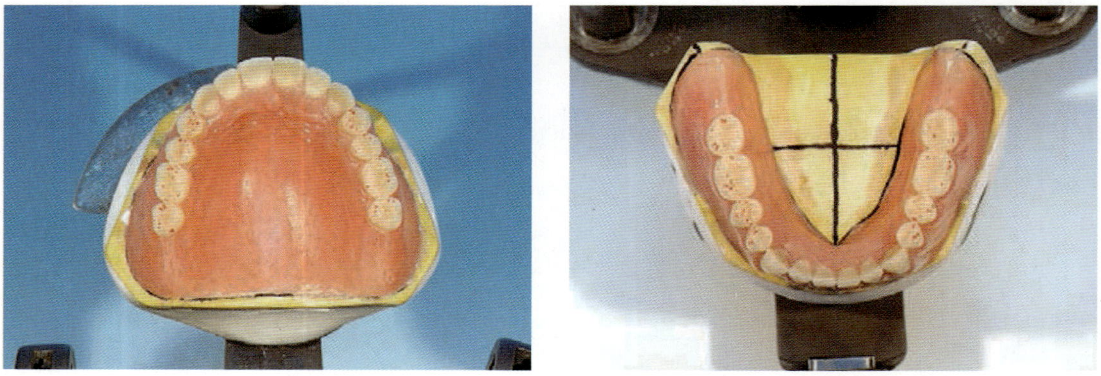

[그림 6-6] 교합고경과 중심교합의 점검-치아와 접촉된 교합지의 접촉점을 확인한다.

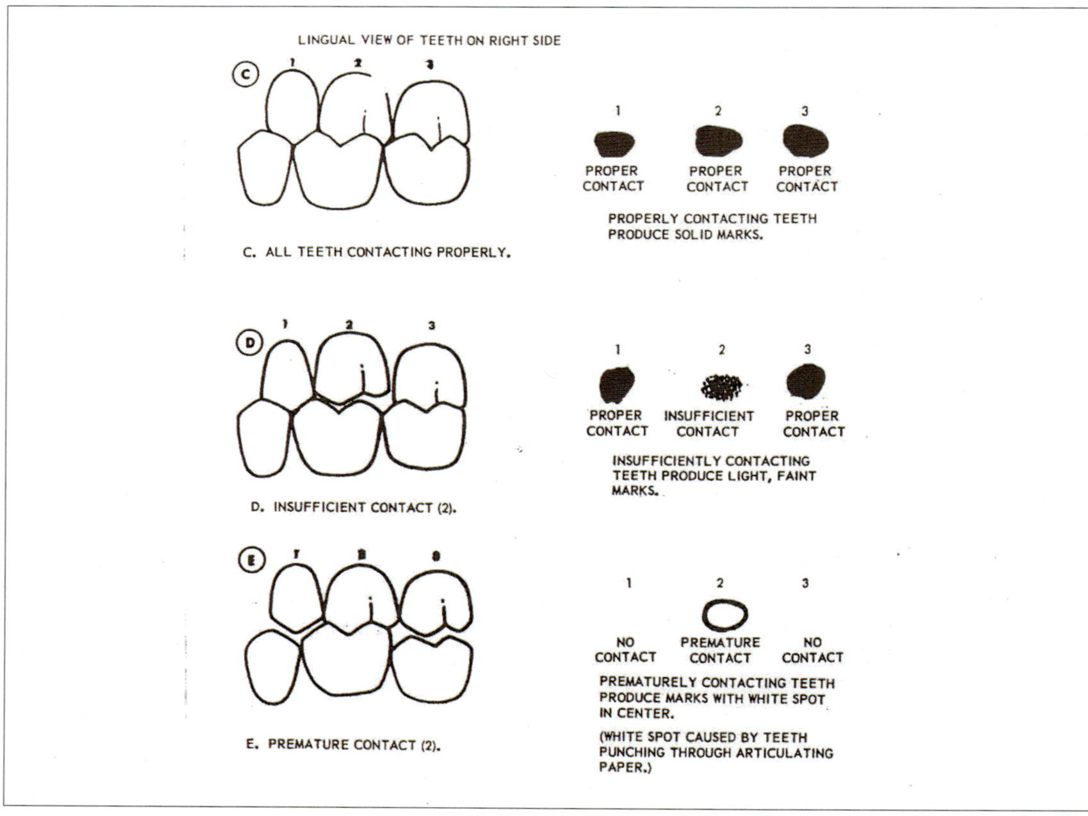

[그림 6-7] 교합지와 치아접촉의 표시-적절(C), 불충분한 접촉(D), 조기 접촉(E)의 경우

납의치 상태에서 중심교합 시 교합장애에 대한 선택삭제는 우선 높게 배열된 인공치 주변의 왁스를 연화한 후 치아 배열한 것을 수정하여 균일한 접촉점이 형성될 수 있도록 중심교합을 형성하는 것이 중요하다[그림 6-7]. 절치유도핀이 절치유도판에 접촉하고 상하악 치아가 교합지를 잘 잡고 있으나 교합점이 균일하게 찍히지 않는다면 교합점이 과도하게 찍히는 부위의 가장자리를 조금씩 삭제하여 균일한 접촉점을 얻을 수 있다.

중합과정 중에 생긴 중심교합 오차라면 다음과 같은 방법으로 선택삭제를 할 수 있다.

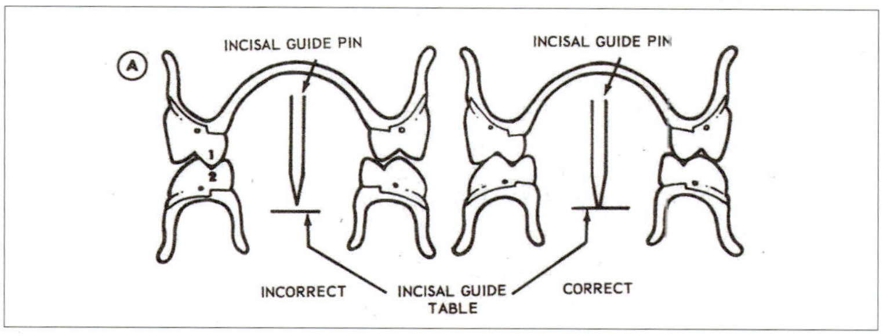

교합장애 부위: 상악 설측교두(1)의 조기 접촉
교합 수정: 대합치의 와(2)를 삭제한다.

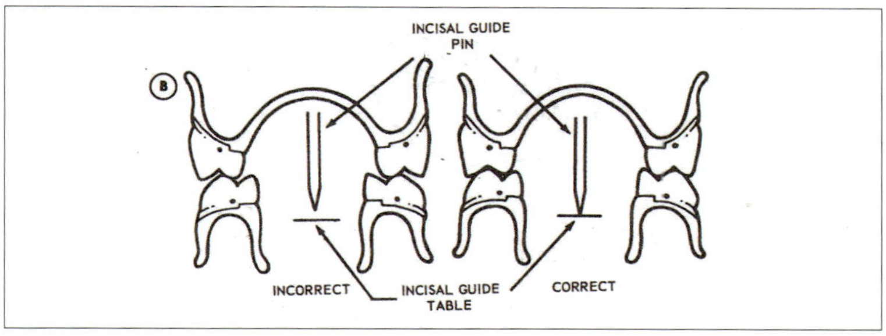

교합장애 부위: 상악 구치가 협측으로 이동했거나 하악 구치가 설측으로 이동한 경우, 또는 그 두 가지 문제가 모두 발생한 경우
교합 수정: 상악 설측교두의 내사면을 삭제하거나 하악 협측교두의 내사면을 삭제한다.

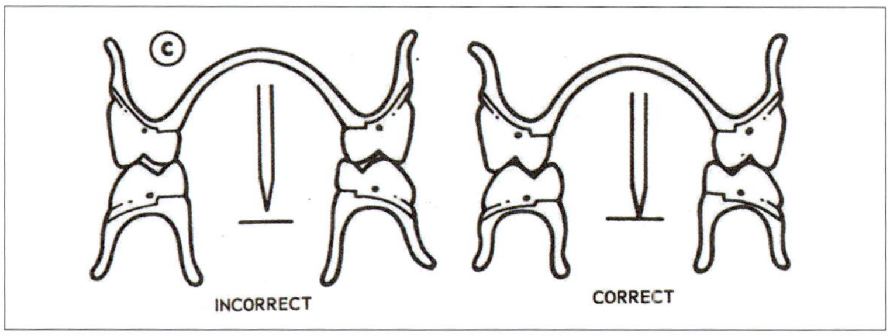

교합장애 부위: 상악 구치가 설측으로 이동했거나 하악 구치가 협측으로 이동한 경우, 또는 그 두 가지 문제가 모두 발생한 경우
교합 수정: 상악 협측교두의 내사면을 삭제하거나 하악 설측교두의 내사면을 삭제한다.

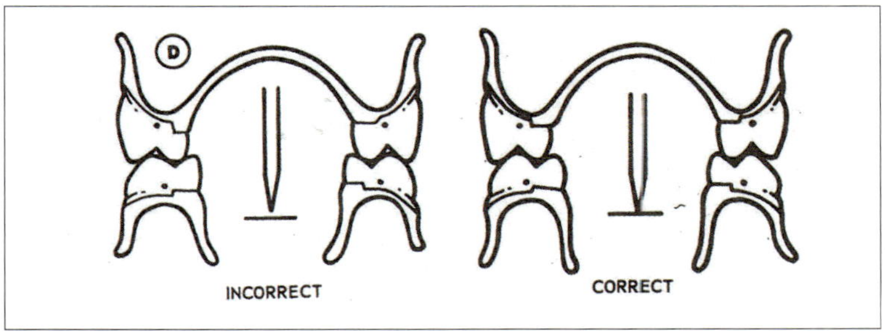

교합장애 부위: 모든 구치부의 중심교합이 잘 이루어지나 교합고경이 증가한 경우–절치유도핀을 주목하라
교합 수정: 와(fossae)의 깊이를 깊게 하고 내사면을 삭제한다.

[그림 6–8 A, B, C, D] 교합고경(중심교합) 수정의 법칙

❷ 작업측과 균형측 교합 수정하기

① 작업측 교합수정의 원칙 – BULL의 법칙

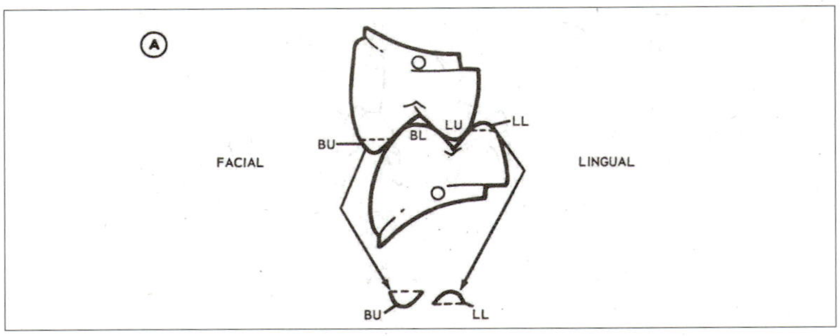

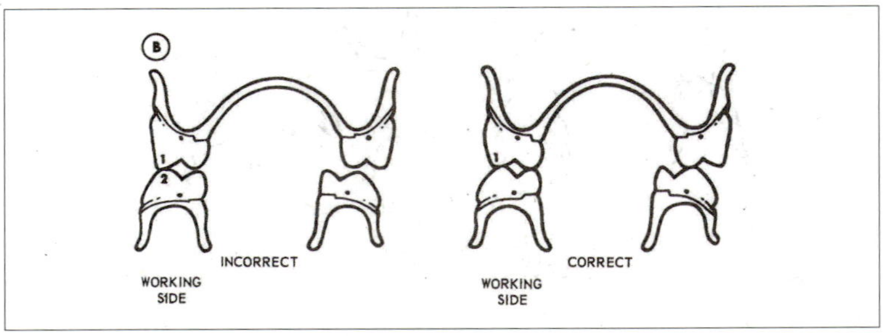

교합장애 부위: 작업측에서 상하악 협측교두(1번과 2번)가 조기접촉하는 경우
교합 수정: 상악 구치부 협측교두의 조기접촉부위를 삭제한다.

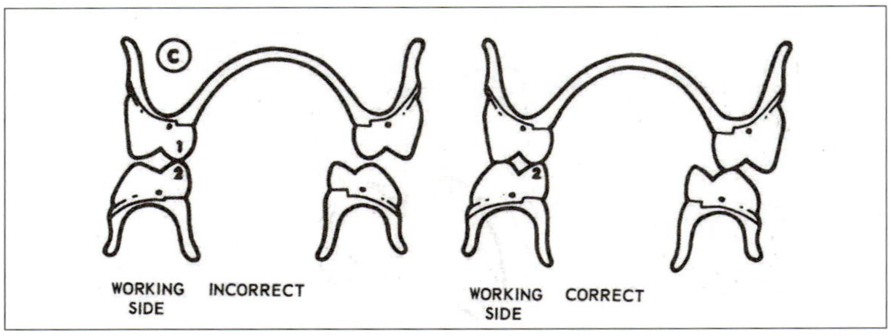

교합장애 부위: 작업측에서 상하악 설측교두(1번과 2번)가 조기접촉하는 경우
교합 수정: 하악 구치부 설측교두의 조기접촉부위를 삭제한다.

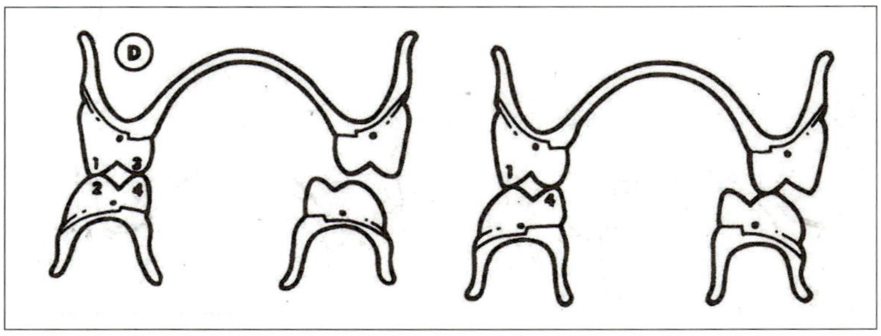

교합장애 부위: 작업측에서 상하악 협측교두(1번과 2번)와 설측교두(3번과 4번)가 조기접촉하는 경우
교합 수정: 상악 구치부 협측교두와 하악 구치부 설측교두의 조기접촉부위를 삭제한다.

[그림 6–9 A, B, C, D] 작업측 교합 수정의 법칙

② 균형측 교합수정의 원칙 – BL의 법칙

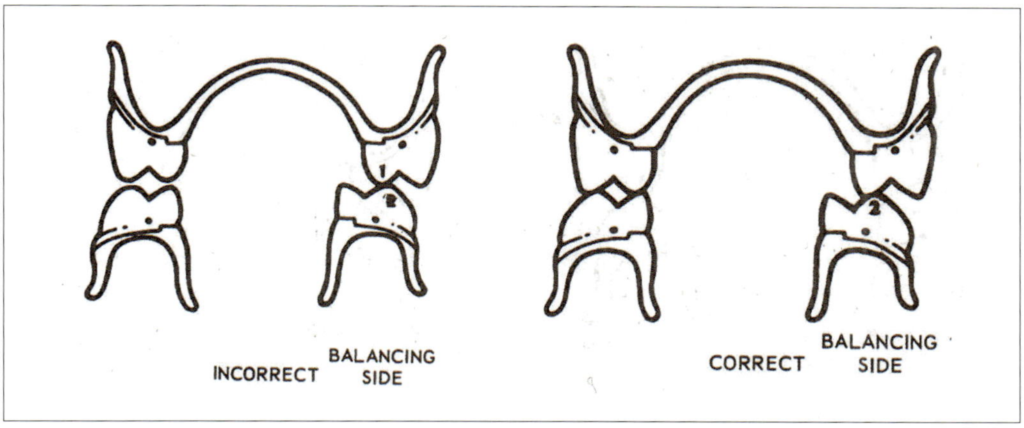

교합장애 부위: 측방운동 시 균형측에서 교두 1과 2가 조기접촉하는 경우
교합 수정: 하악 구치부 협측교두의 조기접촉부위를 삭제한다.

[그림 6–10] 균형측 교합 수정의 법칙

❸ 전방교합 수정하기 – DUML의 법칙

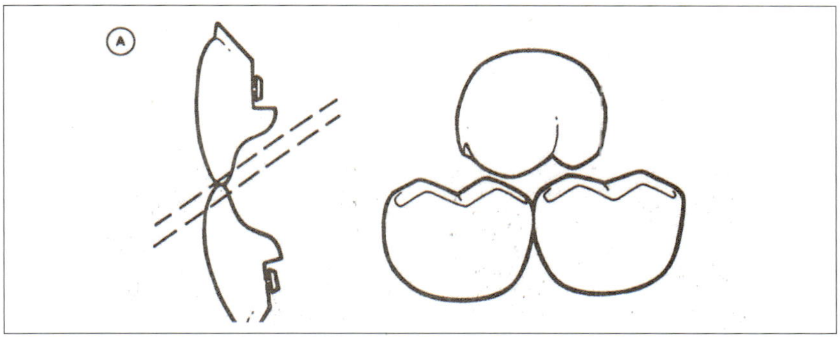

교합장애 부위: 전방운동 시 전치의 조기접촉으로 구치부가 접촉하지 않을 경우
교합 수정: 절단연 높이보다 경사도를 수정한다. 즉 하악 전치부의 절단연 순측부위를 삭제하거나 상악 전치부의 절단연 설측부위를 삭제한다.

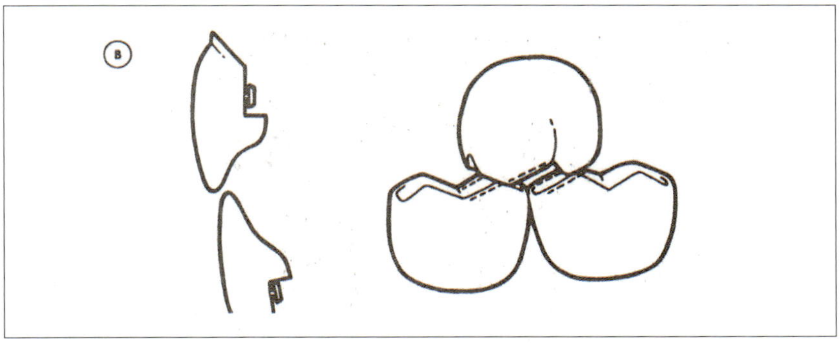

교합장애 부위: 전방운동 시 구치부가 조기접촉하여 전치부가 접촉하지 않을 경우
교합 수정: 상악 구치부 교두 원심사면의 조기접촉 부위를 삭제하고, 하악 구치부 교두 근심사면의 조기접촉 부위를 삭제한다.

[그림 6–11] 전방 교합 수정의 법칙

학습6 교수 · 학습 방법

교수방법

- 총의치 균형교합의 형성을 위해 선택삭제(selective grinding)에 관한 관계 지식을 학습하였는지를 확인하고 수업을 진행한다.
- 총의치 제작에 있어서 균형교합에 관한 관계 지식을 학습하였는지를 확인하고 수업을 진행한다.
- 조기접촉(premature contact)의 개념과 선택삭제 방법을 이해하기 쉽도록 설명하며 시연(demonstration)한다.
- 실습과정이 원활히 진행되고 모든 학생이 제작과정을 잘 수행할 수 있도록 조력자의 역할을 수행한다.
- 제작 후 학생과의 일대일 대면 점검을 통해 실습물을 점검하고 수정 또는 재작업토록 피드백하여 형성과정에 대한 명확한 이해를 돕는다.

학습방법

- 선택삭제에 대한 관계지식을 학습해야 한다.
- 총의치의 교합에 대한 관계지식을 학습해야 한다.
- 재료, 기구 및 장비 사용에 대한 지침을 확인하고 안전 및 유의사항을 확인한다.
- 단계별 수행 내용을 파악하고 수행 순서에 따라 실습에 참여하도록 한다.

학습 6 평가

평가준거

- 평가자는 학습자가 수행 준거 및 평가항목에 제시되어 있는 내용을 성공적으로 수행했는지를 평가해야 한다.
- 평가자는 다음 사항을 평가해야 한다.

학습내용	평가항목	성취수준		
		상	중	하
6. 선택삭제 시행하기	– 선택삭제의 원칙에 따라 중심교합과 편심교합의 교합장애를 인지하고 교합지를 사용하여 중심교합 선택삭제			
	– 선택삭제의 원칙에 따라 중심교합과 편심교합의 교합장애를 인지하고 교합지를 사용하여 측방교합 선택삭제			
	– 선택삭제의 원칙에 따라 중심교합과 편심교합의 교합장애를 인지하고 교합지를 사용하여 전방교합 선택삭제			

평가방법

- 필기시험

학습내용	평가내용	성취수준
6. 선택삭제 시행하기	– 선택삭제의 원칙에 따라 중심교합과 편심교합의 교합장애를 인지하고 교합지를 사용하여 중심교합 선택삭제	1. 자율평가 2. 필기시험에 평가내용에 대한 문항을 출제하여 평가한다.
	– 선택삭제의 원칙에 따라 중심교합과 편심교합의 교합장애를 인지하고 교합지를 사용하여 측방교합 선택삭제	
	– 선택삭제의 원칙에 따라 중심교합과 편심교합의 교합장애를 인지하고 교합지를 사용하여 전방교합 선택삭제	

• 체크리스트를 통한 평가

학습내용	평가내용	성취수준		
		상	중	하
6. 선택삭제 시행하기	– 선택삭제의 원칙에 따라 중심교합과 편심교합의 교합장애를 인지하고 교합지를 사용하여 중심교합 선택삭제를 할 수 있다.			
	– 선택삭제의 원칙에 따라 중심교합과 편심교합의 교합장애를 인지하고 교합지를 사용하여 측방교합 선택삭제를 할 수 있다.			
	– 선택삭제의 원칙에 따라 중심교합과 편심교합의 교합장애를 인지하고 교합지를 사용하여 전방교합 선택삭제를 할 수 있다.			

피드백

1. 필기시험
– 중간고사 및 기말고사의 종합 평가 결과 성취도가 절대평가기준으로 60% 미만인 학생들을 대상으로 추가적으로 재시험 및 보고서 제출기회를 부여한다.

2. 체크리스트 평가
– 수행결과가 10점 만점에 6점 미만인 학생들에게는 수정 및 재제작 후 평가한다.

선택삭제 실습 점검 항목(학습자용)

<table>
<tr><th colspan="2">평가항목</th><th>예</th><th>아니오</th><th>해당 없음</th></tr>
<tr><td>(1)</td><td>총의치 치아배열을 마치고(또는 중합된 의치가 장착된 모형을 재부착하고) 교합고경의 변화여부를 확인하였는가?</td><td></td><td></td><td></td></tr>
<tr><td>(2)</td><td>중심교합에서의 조기접촉부위를 수정원칙에 따라 삭제하였는가?</td><td></td><td></td><td></td></tr>
<tr><td>(3)</td><td>측방교합에서의 조기접촉부위를 수정원칙에 따라 삭제하였는가?</td><td></td><td></td><td></td></tr>
<tr><td>(4)</td><td>전방교합에서의 조기접촉부위를 수정원칙에 따라 삭제하였는가?</td><td></td><td></td><td></td></tr>
<tr><td rowspan="5">총평</td><td>성취수준</td><td colspan="3">달성정도</td></tr>
<tr><td>4. 감독을 받지 않고 혼자서 문제를 해결하면서 이 기술을 수행할 수 있다.</td><td colspan="3"></td></tr>
<tr><td>3. 다른 사람의 도움이나 감독을 받지 않고 만족하게 할 수 있다.</td><td colspan="3"></td></tr>
<tr><td>2. 약간의 도움이나 감독을 받으면서 만족할만큼 할 수 있다.</td><td colspan="3"></td></tr>
<tr><td>1. 상당한 도움이나 감독을 받으며 일부만 만족하게 할 수 있다.</td><td colspan="3"></td></tr>
</table>

평가자(학생) 서명: ____________________ 평가날짜: ______________

확인자(교수) 서명: ____________________ 평가날짜: ______________

성취수준: 위 모든 항목에 대해 '예'나 '해당 없음'에 표시되어야 합니다. 만약 '아니오'에 표시되었다면 해당 교과목의 교수와 상의하여 어떤 부분이 약한지를 확인하고, 어떤 추가 활동이 필요한지 지도를 받기 바랍니다.

실습 일지(선택삭제 시행하기)

<table>
<tr><td>교과목명</td><td colspan="2"></td><td>작성일자</td><td colspan="3">년 월 일</td></tr>
<tr><td>담당교수</td><td colspan="2"></td><td>학번</td><td></td><td>성명</td><td></td></tr>
<tr><td rowspan="2">실습
내용</td><td>학습한
내용
(주요내용)</td><td colspan="5">이 단원을 학습하면서 알게 된 주요 내용을 작성해 보세요.</td></tr>
<tr><td>수행한
내용
(주요내용)</td><td colspan="5">이 단원 실습에서 본인이 직접 수행한 내용을 작성해 보세요.</td></tr>
</table>

실습 일지(선택삭제 시행하기)

<table>
<tr><td colspan="2">수행 내용 관련 사진</td></tr>
<tr><td>본인이 수행한 작업 관련
사진을 붙이세요.</td><td>본인이 수행한 작업 관련
사진을 붙이세요.</td></tr>
<tr><td>자가 평가</td><td>본인이 수행한 작업 중 어떤 부분이 잘되었는지 또는 어떤 부분이 안되었는지 그 이유를 생각해서 작성해 보세요.</td></tr>
<tr><td colspan="2">자가 평가 관련 사진</td></tr>
<tr><td>본인이 수행한 작업 중 피드백이
필요한 부분을 촬영한
사진을 붙이세요.</td><td>본인이 수행한 작업 중 피드백이
필요한 부분을 촬영한
사진을 붙이세요.</td></tr>
</table>

학습 1	개인트레이 제작하기(06111206_14v1.1)
학습 2	작업모형 제작하기(06111206_14v1.2)
학습 3	기초상 및 교합제 형성(06111206_14v1.3)
학습 4	교합기에 모형 부착하기(06111206_14v1.4)
학습 5	인공치 선택하고 배열하기(06111206_14v1.5)
학습 6	선택삭제 시행하기(06111206_14v1.6)
학습 7	**의치상 조각하기** (06111206_14v1.7)
학습 8	의치 온성하기 (06111206_14v1.8) (06111206_14v1.9) (06111206_14v1.10) (06111206_14v1.11) (06111206_14v1.12)
학습 9	레진상 의치를 마무리 및 연마하기(06111206_14v1.13)
학습 10	인공치 및 의치상 수리하기(06111206_14v1.14)
학습 11	의치상 첨상 및 개상하기(06111206_14v1.15)

7-1. 의치상 조각

학습목표	• 이 학습을 마친 학습자는 총의치 제작을 위한 시적의치의 제작을 위해 기초상 왁스를 이용하여 의치상 조각을 할 수 있다. • 이 학습을 마친 학습자는 총의치 제작을 위한 의치상 조각을 할 수 있으며, 이에 대해 의뢰인과 대화하고 설명할 수 있다.

필요지식

최종 치은형성(Final Wax-Up) – 인공치를 배열한 후 인공치에서 의치상 변연부에 이르는 부위를 왁스를 이용하여 자연치 상실 이전의 조직의 형태로 재현하는 과정으로 최종 치은형성, 왁스의 점각, 외형의 형성과 주모형의 변연부를 폐쇄하는 과정들을 포함한다.

의치상의 특성화(Characterized Denture Base) – 의치상용 레진 색상의 변경(예를 들어 착색제의 사용)과 같은 작업이 포함되며, 통상적인 점각이나 치은형성, 또는 구개주름의 형성은 여기에 속하지 않는다.

1. 의치상 조각 시 고려사항

1) 해부학적이고 심미적인 형태의 부여 – 치근부의 풍융도 및 점각의 형성(stippling), 치은연의 위치 및 치간유두의 형태 부여

2) 의치의 유지 및 안정

(1) 변연부의 sealing

(2) 플랜지(flange) 부위가 오목(concave)하도록 형성

3) 발음기능과의 조화

(1) 상악 의치의 구개부 치경부 및 구개부는 조직과 유사한 형태로 형성

(2) 절치유두 및 구개주름의 재현

4) 기타

(1) 주모형에 시적의치를 최종적으로 sealing할 경우에는 중심교합위가 정확한지 확인

(2) 용융된 왁스는 소량씩 첨가

(3) 인공치 표면에 왁스가 부착되어서는 안된다.

(4) 예리하고 불규칙한 부위는 음식물 잔사의 정체를 야기하고 연마가 어렵다.

(5) 치간인접면 부위와 치간유두 부위의 적절한 형성

(6) 의치상 치근부 사이의 깊은 구(groove)를 형성하지 않는다.

(7) 시적 전 치은형성(wax-up)은 너무 자세하게 할 필요가 없다.

(8) 연마가 용이하도록 납의치 표면을 매끄럽게 마무리한다.

2. 납의치의 점검 및 교합면 음형(occlusal index) 채득

3. 매몰 전 준비

수행내용 의치상 조각하기

• 재료 · 자료

알콜램프, 토치램프, 웩스 스파츌라, 조각도, 베이스 플레이트 웩스, 솔벤트, 솜, 치실 등

• 안전 · 유의사항

① 알콜램프 또는 왁스포트의 사용 시 일정한 거리를 유지하고 주의하여 사용한다.

② 솔벤트 등 화기 사용시 마스크와 비닐장갑 및 피복을 착용하고 배기시설을 작동시킨 상태에서 작업한다.

③ 치과에서 시적한 후 송달된 시적의치는 감염관리를 위해 소독제 사용을 준수한다.

• 수행 순서

1) 기초상 고정

2) wax의 첨가-연마 등을 고려하여 원하는 두께보다 조금 더 왁스를 첨가한다(그림 7-1~3).

(1) drip-on method (2) press-on method

3) 치경부 설정 – 인공치 치경부를 따라 날카로운 조각도를 이용하여 치은의 치경부를 형성해 준다(그림 7–4).

(1) 자연 치은 형태의 재현 – 연령에 따라 젊은 층은 반원형, 중년층은 반원형과 반타원형의 절충형, 노년층은 반타원형과 무딘 V자를 절충시킨 형태

(2) 부착치은 – 인공치 주변 경계부의 치은폭을 약 1~1.5mm되게 조각하고 치은연의 각도는 45°~60°가 되도록 조각도를 위치시켜 형성한다(그림 7–5).

4) 외형조각

(1) 순협면의 조각

① 각 치아에 맞도록 삼각형의 표시를 하고 치근융기를 조각(그림 7–6,8)

② 플랜지 부위가 오목하도록 형성 치조점막 부위의 재현(그림 7–7)

③ 점각(stippling)(그림 7–10,11)

(2) 하악 설면의 조각(그림 7–7)

(3) 상악 구개면 조각(그림 7–12) – 두께 조절 및 구개추벽, 정중구개봉합선, 절치유두의 형성

※ 최종적으로 형성될 상악 의치 구개면의 두께는 2~2.5mm 정도

5) 납의치의 표면처리(그림 7–13)

(1) wax 용제를 이용하여 치아표면의 wax를 닦아내고, 동시의 납의치 표면도 가볍게 닦아 준다.

(2) 토치램프를 이용하여 wax 표면을 매끄럽게 처리한다.

(3) 납의치의 표면을 최종점검하고, 결함부위를 수정한다.

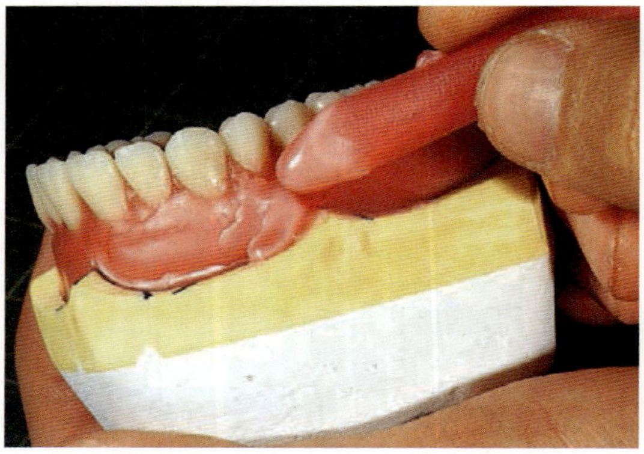

[그림 7–1] 왁스의 첨가(drip–on 방법)

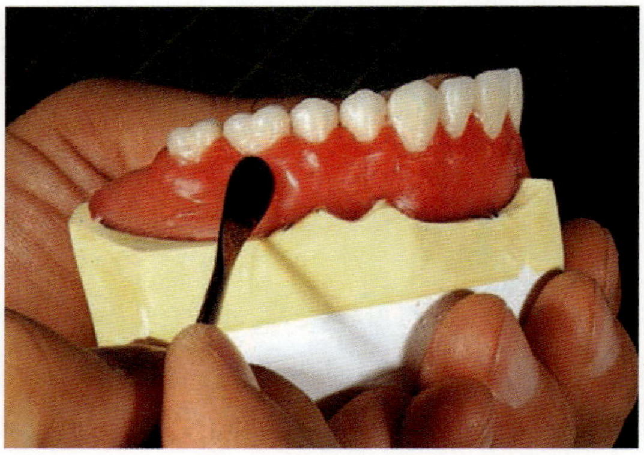

[그림 7–2] 왁스의 첨가–조각도로 첨가

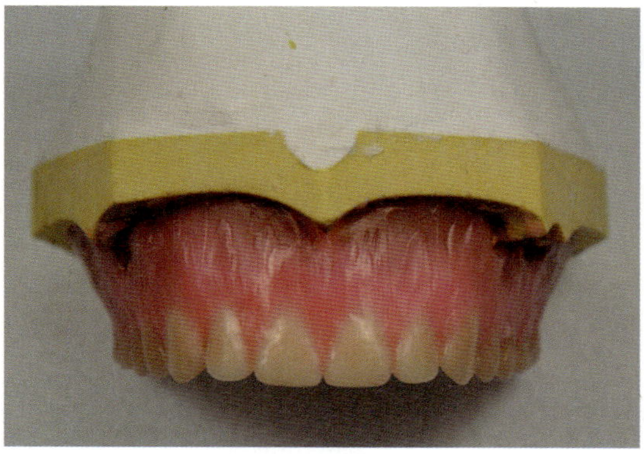
[그림 7–3] 원하는 두께보다 조금 더 첨가

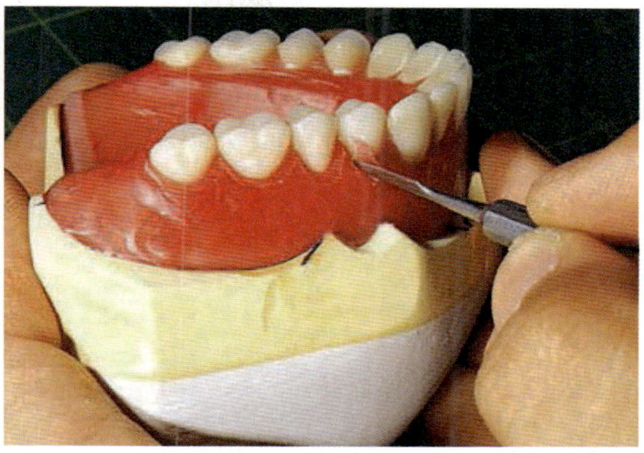
[그림 7–4] 치경부 설정을 위한 왁스의 조각

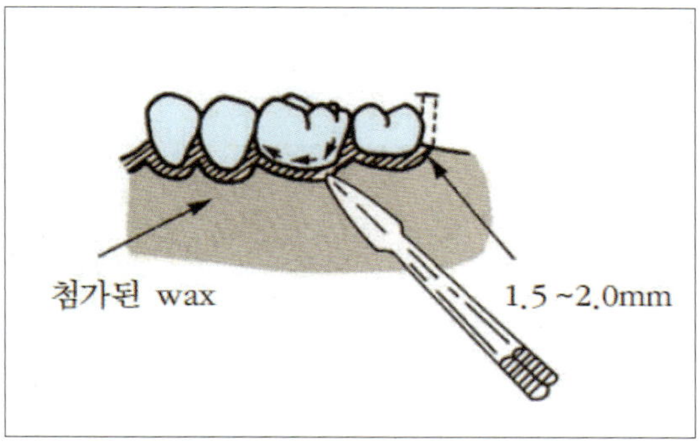

[그림 7–5] 치은연 형성–각도(45~60°)와 폭

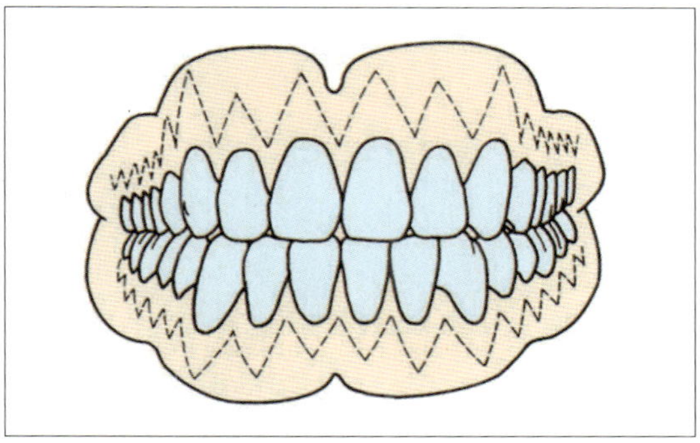
[그림 7–6] 치근융기의 밑그림

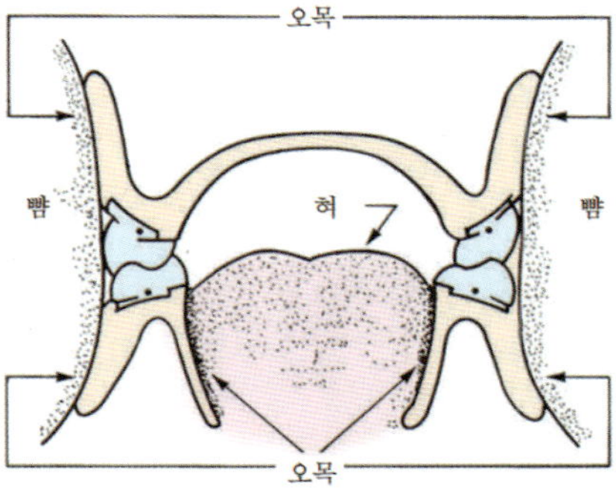

[그림 7–7] 상익부(flange 부위)의 형태는 의치의 유지와 안정을 위해 오목하게 형성해준다.

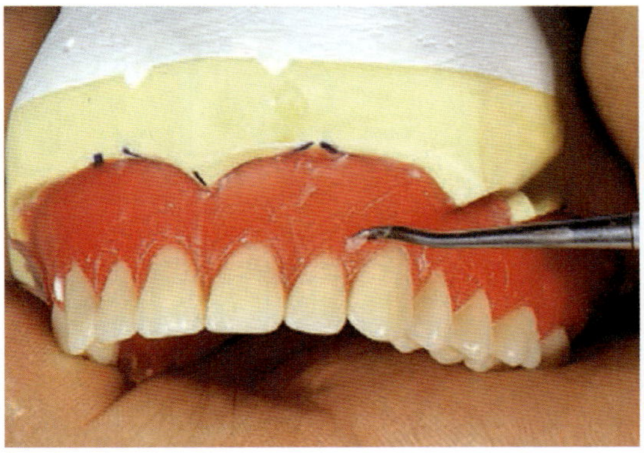
[그림 7–8] 순협면의 조각–치근융기의 형성

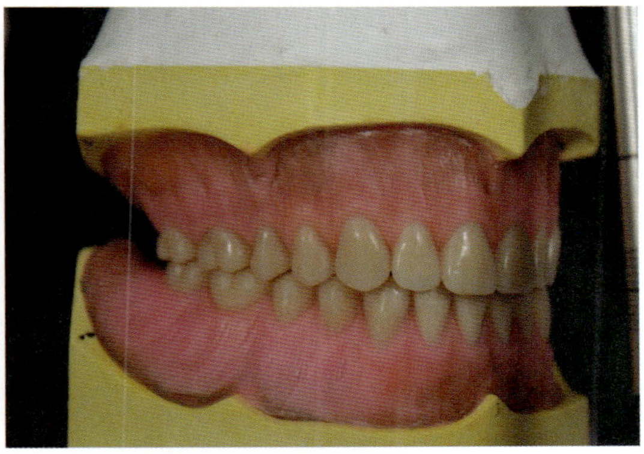
[그림 7–9] 마무리된 순협면 치은형성

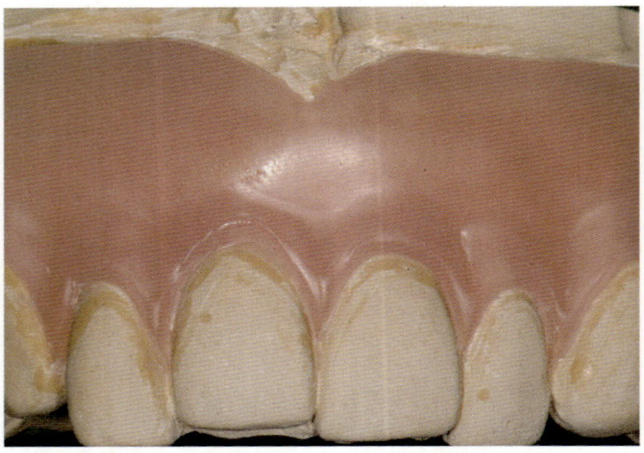

[그림 7-10] 치은특성화 없이 형성된 플랜지

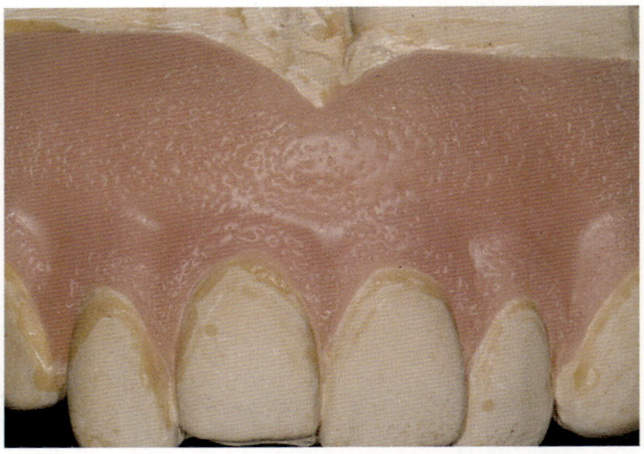

[그림 7-11] 스폰지를 사용한 점각 후 플랜지의 모습

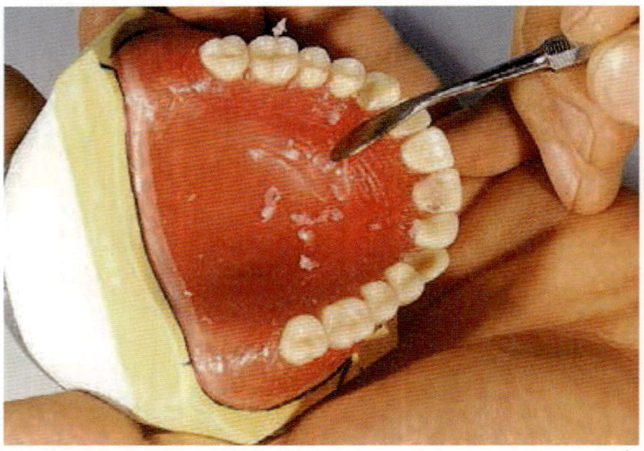

[그림 7-12] 구개부위의 형성

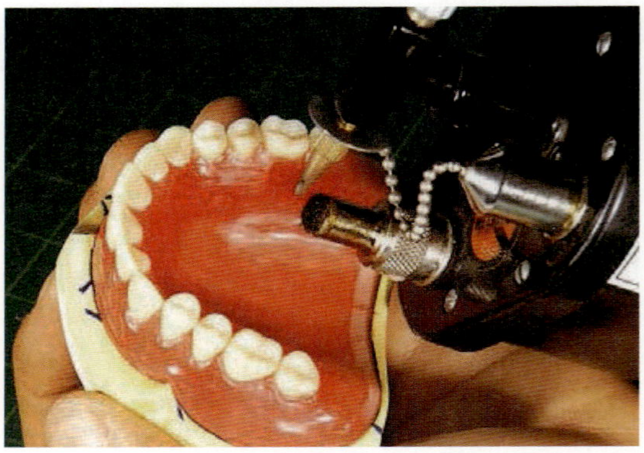

[그림 7-13] 납의치의 표면처리

그림 7-10, 11 출처: Suresh Nayar; Nicholas W. Craik; Achieving predictable gingival stippling in labial flanges of gingival veneers and complete dentures. The Journal of Prosthetic Dentistry, Vol.97 No.2, p118, 2007.

학습7 교수 · 학습 방법

교수방법

- 총의치 제작을 위한 의치상 조각에 관한 관계 지식을 학습하였는지를 확인하고 수업을 진행한다.
- 의뢰서에 따라 재료를 선택하고 제작하는데 필요한 지침과 주의사항을 이해하기 쉽도록 설명하며 시연(demonstration)한다.
- 실습과정이 원활히 진행되고 모든 학생이 제작과정을 잘 수행할 수 있도록 조력자의 역할을 수행한다.
- 제작 후 학생과의 일대일 대면 점검을 통해 실습물을 점검하고 수정 또는 재제작토록 피드백하여 제작과정에 대한 명확한 이해를 돕는다.

학습방법

- 의치상 조각을 하는 목적과 관계지식을 학습해야 한다.
- 재료, 기구 및 장비 사용에 대한 지침을 확인하고 안전 및 유의사항을 확인한다.
- 단계별 수행 내용을 파악하고 수행 순서에 따라 실습에 참여하도록 한다.

학습7 평가

평가준거

- 평가자는 학습자가 수행 준거 및 평가항목에 제시되어 있는 내용을 성공적으로 수행했는지를 평가해야 한다.
- 평가자는 다음 사항을 평가해야 한다.

<table>
<tr><th rowspan="2">학습내용</th><th rowspan="2">평가항목</th><th colspan="3">성취수준</th></tr>
<tr><th>상</th><th>중</th><th>하</th></tr>
<tr><td rowspan="3">7. 의치상 조각하기</td><td>– 자연치은의 특성을 알고 치근융기의 크기와 형태, 의치상 상익부의 형태를 묘사하여 조각</td><td></td><td></td><td></td></tr>
<tr><td>– 의치상 조각 기준에 따라 구개부의 두께, 치은연의 위치와 두께 및 각도를 설정하여 생리적인 형태를 형성</td><td></td><td></td><td></td></tr>
<tr><td>– 자연특성묘사를 통해 자연치열에 가깝게 의치상을 조각하고 납의치를 청결하고 활택하게 마무리</td><td></td><td></td><td></td></tr>
</table>

평가방법

- 필기시험(총의치기공학 이론)

<table>
<tr><th>학습내용</th><th>평가내용</th><th>성취수준</th></tr>
<tr><td rowspan="3">7. 의치상 조각하기</td><td>– 자연치은의 특성을 알고 치근융기의 크기와 형태, 의치상 상익부의 형태를 묘사하여 조각</td><td rowspan="3">1. 자율평가
2. 필기시험에 평가내용에 대한 문항을 출제하여 평가한다.</td></tr>
<tr><td>– 의치상 조각 기준에 따라 구개부의 두께, 치은연의 위치와 두께 및 각도를 설정하여 생리적인 형태를 형성</td></tr>
<tr><td>– 자연특성묘사를 통해 자연치열에 가깝게 의치상을 조각하고 납의치를 청결하고 활택하게 마무리</td></tr>
</table>

• 체크리스트를 통한 평가

학습내용	평가내용	성취수준		
		상	중	하
7. 의치상 조각하기	– 자연치은의 특성을 알고 치근융기의 크기와 형태, 의치상 상악부의 형태를 묘사하여 조각할 수 있다.			
	– 의치상 조각 기준에 따라 구개부의 두께, 치은연의 위치와 두께 및 각도를 설정하여 생리적인 형태를 형성할 수 있다.			
	– 자연특성묘사를 통해 자연치열에 가깝게 의치상을 조각하고 납의치를 청결하고 활택하게 마무리할 수 있다.			

피드백

1. 필기시험–총의치기공학 이론

– 중간고사 및 기말고사의 종합 평가 결과 성취도가 60% 미만인 학생들을 대상으로 추가적으로 재시험 및 보고서 제출기회를 부여한다.

2. 체크리스트 평가

– 수행결과가 10점 만점에 6점 미만인 학생들에게는 수정 및 재제작 후 평가한다.

의치상 조각 실습 점검 항목(학습자용)

	평가항목	예	아니오	해당 없음
(1)	모형에 시적의치의 기초상을 정확하게 고정한다.			
(2)	최종적인 상악 의치 구개면의 두께는 2-2.5mm가 되도록 기초상 왁스(base plate wax)를 원하는 두께보다 여유있게 첨가한다.			
(3)	자연치은 조직을 모방한 형태가 이루어지도록 치근융기, 플랜지 부위를 자연스럽게 형성한다.			
(4)	치은연의 위치를 결정하고 치은연 부위를 조각한다.			
(5)	납의치상의 변연부는 모형의 변연부와 일치되도록 하고, 모형의 land 부위는 말끔히 정리한다.			
(6)	인공치아 표면의 왁스를 조각도와 솔벤트를 묻힌 탈지면을 이용하여 깨끗하게 제거한다.			
(7)	납의치상의 표면을 토치램프를 사용하여 매끄럽고 활택하게 처리한다.			
(8)	상악 구개부에 절치유두, 정중구개 봉합선, 구개추벽을 형성한다.			

총평	성취수준	달성정도
	4. 감독을 받지 않고 혼자서 문제를 해결하면서 이 기술을 수행할 수 있다.	
	3. 다른 사람의 도움이나 감독을 받지 않고 만족하게 할 수 있다.	
	2. 약간의 도움이나 감독을 받으면서 만족할만큼 할 수 있다.	
	1. 상당한 도움이나 감독을 받으며 일부만 만족하게 할 수 있다.	

평가자(학생) 서명: ____________________ 평가날짜: ______________

확인자(교수) 서명: ____________________ 평가날짜: ______________

성취수준: 위 모든 항목에 대해 '예'나 '해당 없음'에 표시되어야 합니다. 만약 '아니오'에 표시되었다면 해당 교과목의 교수와 상의하여 어떤 부분이 약한지를 확인하고, 어떤 추가 활동이 필요한지 지도를 받기 바랍니다.

실습 일지(의치상 조각하기)

<table>
<tr><td>교과목명</td><td></td><td>작성일자</td><td colspan="3">년 월 일</td></tr>
<tr><td>담당교수</td><td></td><td>학번</td><td></td><td>성명</td><td></td></tr>
<tr><td rowspan="2">실습
내용</td><td>학습한
내용
(주요내용)</td><td colspan="4">이 단원을 학습하면서 알게 된 주요 내용을 작성해 보세요.</td></tr>
<tr><td>수행한
내용
(주요내용)</td><td colspan="4">이 단원 실습에서 본인이 직접 수행한 내용을 작성해 보세요.</td></tr>
</table>

실습 일지(의치상 조각하기)

<table>
<tr><td colspan="2">수행 내용 관련 사진</td></tr>
<tr><td>본인이 수행한 작업 관련
사진을 붙이세요.</td><td>본인이 수행한 작업 관련
사진을 붙이세요.</td></tr>
<tr><td>자가 평가</td><td>본인이 수행한 작업 중 어떤 부분이 잘되었는지 또는 어떤 부분이 안되었는지 그 이유를 생각해서 작성해 보세요.</td></tr>
<tr><td colspan="2">자가 평가 관련 사진</td></tr>
<tr><td>본인이 수행한 작업 중 피드백이
필요한 부분을 촬영한
사진을 붙이세요.</td><td>본인이 수행한 작업 중 피드백이
필요한 부분을 촬영한
사진을 붙이세요.</td></tr>
</table>

• 참고 자료

1. 총의과학연구회. Complete Denture Science. 개정2판, 대학서림, 2014.
2. 이규선 외. 치과기공사 2차 직무분석 연구, 한국보건의료인국가시험원, 2011.
3. 한국치기공과교수협의회, 대한치과기공사협회. 표준용어 및 프로토콜. 대학서림, 2006.
4. 대한치과보철학회, 치과 보철학 용어집, 의치학사, 2006.
5. The Academy of Prosthodontics Foundation. The Glossary of Prosthodontic Terms 9th edition. The Journal of Prosthetic Dentistry, 2017.
6. U.S. Army Medical Department Center and School. Fundamentals of complete denture fabrication. 1991.
7. Martin D. Gross, Occlusion in restorative dentistry. CHURCHILL LIVINGSTONE, 1982.
8. Suresh Nayar. Nicholas W. Craik. Achieving predictable gingival stippling in labial flanges of gingival veneers and complete dentures. The Journal of Prosthetic Dentistry, Vol.97 No.2, 2007.
9. Michael Carine. American Dental Association Current Dental Terminology and Department of Defense Laboratory Codes, Compiled by OTSG-DC Office of the Surgeon General Washington, D.C., 2001.

현장중심교육과정 교수학습지침서

총의치기공-시적의치의 제작

발행일 2020년 4월 29일 1판 발행
2021년 3월 20일 1판 2쇄 발행
2023년 8월 30일 1판 3쇄 발행

저 자 유진호 · 권순석 · 김병식 · 김성민 · 김장주 · 김재홍
박남규 · 박종경 · 신종우 · 양천승 · 이광영 · 이유미
이정수 · 이희경 · 정수하 · 정재관 · 정종현 · 최에스더

발행처 도서출판 대학서림
주 소 03076
서울특별시 종로구 혜화로2길 8
TEL) 02.745.1220 02.763.1220
FAX) 02.744.1210
http://www.daihaks.com
등록번호 제1-88호

값 12,000원
ISBN 978-89-6940-233-2 93510